David Ruiz Quintana
Orlando Andino
Leisa Garcia

Evaluacion de la Bioseguridad en Centros Porcinos de Villa Clara

David Ruiz Quintana
Orlando Andino
Leisa Garcia

Evaluacion de la Bioseguridad en Centros Porcinos de Villa Clara

Salud y producción animal en Cuba

Editorial Académica Española

Imprint
Any brand names and product names mentioned in this book are subject to trademark, brand or patent protection and are trademarks or registered trademarks of their respective holders. The use of brand names, product names, common names, trade names, product descriptions etc. even without a particular marking in this work is in no way to be construed to mean that such names may be regarded as unrestricted in respect of trademark and brand protection legislation and could thus be used by anyone.

Cover image: www.ingimage.com

Publisher:
Editorial Académica Española
is a trademark of
International Book Market Service Ltd., member of OmniScriptum Publishing Group
17 Meldrum Street, Beau Bassin 71504, Mauritius
Printed at: see last page
ISBN: 978-620-3-03117-1

Con el objetivo de comparar los resultados de la Evaluación de la Bioseguridad entre dos Centros Porcinos de la provincia cubana de Villa Clara se realiza el presente trabajo para sugerir algunas medidas que puedan corregir las deficiencias.

Caso 1

Unidad Ranchuelo

INTRODUCCIÓN:

En el mundo actual uno de los temas más preocupantes es la carencia de alimentos que padece gran parte de la población mundial, principalmente aquellos países subdesarrollados; la cual está influida por los gobiernos que no se preocupan por el pueblo y el rápido crecimiento demográfico (Cintora, 2004).

La producción porcina actual, está cada vez más influenciada por criterios de calidad. Es por eso que los factores relacionados con la salud de los animales, seguridad alimentaria, criterios medioambientales y normas de bienestar animal, son cada más valorados por los consumidores ,y por tanto, incluidos en los criterios de producción para generar mayor confianza en el producto final(Manual de procedimientos técnicos para la crianza porcina 2000).

Es un animal doméstico muy evolucionado, en menos de un siglo fue transformado de productor de grasa a productor de carne. Esto fue posible gracias a su metabolismo y a su gran capacidad de conversión alimenticia. No obstante para que un cerdo manifieste todo su potencial genético, requiere de un manejo adecuado y un ambiente propicio a sus características biológicas. (García, 2002)

En el mundo es la carne de cerdo la de mayor volumen de producción (alrededor de cien millones de toneladas/año, de las cuales poco más de la mitad se producen en China), seguida de la carne aviar (72 millones) y de carne vacuna (60 millones). La principal explicación de estas cifras se encuentra en los hábitos de consumo de la población: en el mundo (excepto para los musulmanes y judíos) el consumo anual por habitante de carne de cerdo ronda los 65 kg. El consumo promedio mundial para 2007 se ha estimado en 100,80 kg/H/año de carne de cerdo, 59,52 kg/H/año de pollo y 52,64 kg/hab/año de carne vacuna.

Consistente y en especial cuando se trata de carne, contemplándose con esto, que el producto debe ser atractivo en apariencia y apetitos. La calidad es un tema complejo, esto quiere decir que el cliente no solamente está exigiendo un alto contenido de magro en las canales porcinas y en especial en las piezas más costosas como los lomos y perniles (jamones); sino también que el producto (carne) reúna una serie de características que permitan producir la calidad más satisfactoria con el mejor rendimiento. El concepto calidad de la carne está formado por factores sensoriales, nutricionales, higiénicos y tecnológicos. (Leal, *et al.* 2010)

Este animal se encuentra entre los más eficientes, su gran precocidad, prolificidad, corto ciclo reproductivo y gran capacidad transformadora de nutrientes, le hacen especialmente atractivo como fuente de alimentación. El valor nutritivo de la carne de cerdo lo señala como uno de los alimentos más completos para satisfacer las necesidades del hombre. La producción comercial del cerdo en Cuba está sustentada por un programa de cruzamiento basado fundamentalmente en cuatro razas: Yorkshire, Landrace, Duroc y Hampshire
La institucionalización de la actividad normativa en nuestro país, constituyó un impulso al desarrollo técnico en cada rama de la economía. El perfeccionamiento empresarial, en el cual estamos enfrascados, obligará aún más, a una aplicación rigurosa de la técnica, como la única vía de obtener resultados eficientes y de calidad. A partir del mes de abril de 1997 la Porcicultura especializada experimentó significativos cambios estructurales. Se inició un proceso de rehabilitación total de la actividad, que tuvo como

único objetivo lograr altas producciones, con altos niveles de eficiencia. (Colectivo de investigadores del Instituto de Investigaciones Porcinas, 2001)

La producción de carne de cerdo tiene una importancia especial en nuestro país, por ser un alimento de alto valor nutritivo y cumplir funciones sociales de gran arraigo popular en el campo y las ciudades. El Ministerio de la Agricultura de Cuba brinda una atención especial al desarrollo de la actividad porcina tanto en la pequeña y mediana escala, como los sistemas de producción intensiva.

Existen condiciones objetivas para un desarrollo considerable de la porcicultura. Estas condiciones son el resultado de un esfuerzo sostenido en la organización, especialización y enriquecimiento cultural en todos los sentidos de esta rama de la ganadería cubana, que en medio siglo ha avanzado incomparablemente más que en el medio milenio anterior. (Heredia, *et al.* 2004) a partir de 1995, la producción porcina en Cuba se ha comenzado a realizar en dos sistemas principales: el primero, basado en la producción en un solo sitio con el clásico ritmo de producción en cadena con ciclo productivo completo, en el cual el proceso productivo comienza con la inseminación o monta natural de las cerdas, y concluye con la entrega de cerdos cebados a matadero, y el segundo, que consiste en la producción porcina en dos fases: en la cual el proceso comienza de la misma manera que el sistema anterior.

La porcicultura moderna, ha demostrado que cada día surgen nuevas experiencias y se logran resultados novedosos en las investigaciones, en aras de lograr un mejor resultado productivo. (López, *et al.* 2008)

En Cuba, se trabaja en llevar el mejoramiento genético, a todos los sectores, con especial énfasis desde 1995 incluyendo la raza criolla por su resistencia a los cambios climáticos y teniendo menor exigencia en cuanto a la alimentación, se han generalizado tecnologías o sistemas productivos que posibilitan mayor eficiencia productiva. Es necesario ampliar la cultura y el conocimiento sobre la producción de alimentos en los pequeños y medianos productores y difundir las posibilidades que tenemos, partiendo de pequeñas áreas y de la utilización óptima de los residuos de cosechas y subproductos. Esperando lograr producciones rentables, sostenibles y se logre la protección al medio ambiente

Por lo expuesto anteriormente y por la importancia de la crianza porcina, con la realización de estas prácticas tenemos como objetivo general: realizar la práctica laboral investigativa en una unidad de producción para complementar los conocimientos teóricos recibidos en las asignaturas de la carrera, haciendo énfasis en los campos de acción: Zootecnia, Prevención, Clínica, Reproducción, y Gerencia Veterinaria, como uno de los principales ejes curriculares de nuestra formación como Médico Veterinario y Zootecnista.

2. MATERIALES Y MÉTODOS

Esta práctica investigativa la realizamos en la UEB de cría porcino Ranchuelo se encuentra ubicada km 247 de la autopista nacional. En el mes Marzo del 2020.

Nos basamos además en una serie de datos técnicos que van incluidos en los reportes de la unidad, y en las observaciones realizadas durante el mes. Cuenta la unidad con dos áreas una administrativa que a su vez está dividida en área de dirección, grupo económico laboral, seguridad y protección .Y el área del plantel porcino que consta de brigada de fecundación y gestación, brigada de maternidad y preceba, brigada de servicio.

Para el desarrollo del trabajo nos basamos en los diferentes datos de los reportes técnicos de la unidad, incluyendo el libro de incidencias, control de la mortalidad, control de la entrada y salida de pienso, control de los indicadores bioproductivos, control de traslados, envíos de muestras al laboratorio, modelo de evaluación de la bioseguridad, planes de reducción de desastres entre otros. Además, se efectuaron observaciones diarias en el propio trabajo médico veterinario que realizamos de conjunto con los trabajadores de la unidad, para finalmente realizar un análisis crítico en 5 de los campos de acción de la medicina veterinaria (Zootecnia, Prevención, Clínica, Reproducción, y Gerencia Veterinaria).

3. <u>RESULTADOS Y DISCUSIÓN:</u>

3.1. ZOOTECNIA.

La zootecnia constituye una de las direcciones más trascendentales del trabajo de la ganadería .Es ella la que fundamenta el método con arreglo al cual el hombre es capaz de transformar el ambiente, modelando la respuesta productiva en el animal doméstico (Julio A. Corzo Bacallao et.al.2009)

Características de la Unidad (general):

El centro donde se realizó esta práctica, está enclavado en zona con buen drenaje, pero con menos de 5 km de la autopista, buen acceso y con población de animales a sus alrededores, unidad bovina aproximadamente a 500 metros, 2 convenios porcinos cercas a menos de un Km. La unidad tiene cerca perimetral en regular estado, una sola entrada y salida, el filtro sanitario en mal estado constructivo ,55 cubículos de parto

<u>Plantel Porcino</u>

Se divide en 2 áreas fundamentales: una de reproducción y maternidad, otra de preceba. Las naves presentan una construcción de tipo tradicional, con una ubicación en una zona ligeramente elevada, seca y de fácil drenaje, y una orientación este-oeste, están conformada por columnas de mampostería, las paredes están conformadas por rejas, el techo es de fibro cemento con caballete y caída de agua doble, el piso tienen un declive entre 1-3% que facilita la limpieza aunque actualmente están en mal estado, (grietas) facilitando el encharcamiento de agua en toda la instalaciones principalmente en la de reproducción, es de losa en el área de reproducción y de cemento en el área de preceda, el plantel cuenta con agua permanente de rio, que se almacena en 1 cisterna y cada nave tiene un tanque elevado el agua llega por el sistema de tetinas que funciona en todas las áreas y además cuenta con comederos metálicos

Yo recomendaría sembrar árboles alrededor de las naves que actúan como cortinas rompe-vientos y como sombra, arreglar los pisos y pintar el techo de blanco por fuera y negro por dentro.

Nave de Reproducción: Se subdivide en 3 áreas a su vez: un área es para sementales, un área de reproductoras donde se encuentran las gestantes, vacías y cubiertas y un área de maternidad. Esta nave presenta los cubículos de los sementales a ambos lados de la entrada de la misma, seguido por los cubículos de las reproductoras, a continuación se encuentra el área de maternidad.

En general hay 262 reproductoras, de la raza YORLAND(200) y Duroc–Jersey(62) y 21 sementales L-35(15) y CC 21(6) estas hembras son un cruce entre la raza: Yorshire y Landrace; Yorshire: su carácter es prolifero y con buena aptitud lechera y materna, muy valorada por sus características maternales, esta raza se utiliza habitualmente en cruces como línea materna, es además, la mejor considerada, entre las razas mejoradas, en cuanto a resistencia; y la Landrace: tiene un mayor rendimiento de la canal y también una mayor longitud de la misma, presenta unos valores algo inferiores en los parámetros reproductivos, son los más largos de todas las razas. Muy prolíferos con promedio 12 lechones por camadas con buen peso al nacer. (Leal,et al.2010).
La hembra Duroc, por su rusticidad, está reconocida como de tipo magro, ya que presenta unos bajos valores de engrosamiento,9-10 por camadas ,gran vitalidad de la camada gran producción de leche .Buen carácter maternal.(Alonso, et al.2009)

Área de sementales: Presenta 25 cubículos individuales, de ellos solo 21 están habilitados. Estos cubículos, tienen sus lados y el frente de cemento y la pared trasera es mitad ladrillos que va del piso a la mitad de la altura total y la otra mitad es de cabilla, presentando buena higiene, piso de losa, se respeta el frente de comedero, los comederos son de metal y el agua llega por un sistema tetinas.

Área de reproductoras: Está constituida por 48 boxer , en donde se ubican 262 reproductoras y 8 remplazos, aquí permanecen las cerdas que están gestantes, vacías y cubiertas, una semana antes de parir se llevan hacia el área de maternidad, esto se logra ya que se lleva un control de reproducción a través de la tarjeta de control individual de las reproductoras madres que consta del número de la reproductora, fecha de primera cubrición, número de ciclos y cubriciones, fecha de partos y destete, número de partos, crías vivas, muertas y totales, peso promedio de éstas, reagrupes, si donó o aceptó, crías destetadas y su peso promedio, así como las observaciones pertinentes. Esta tarjeta permanece siempre en la oficina del jefe de área y no se mueve con la cerda. En general es un área muy limpia, los boxers son pequeños, son completos de cabillas, están hechos para realizar la monta directa, poseen el espacio mínimo necesario, de acuerdo a lo que se establece, están uno a continuación del otro, tienen agua permanente que llega a través de un sistema de tetinas.

Área de maternidad o lactante: Estas son las naves, destinadas a recibir las reproductoras una semana antes de parir y son 2 con 55 cunas ,se mantienen con las crías allí hasta los 26 a 33 días, dependiendo de la comida, el sistema de crianza que está implantado en esta área es el de "flat-deck", el agua es permanente es del rio y es por tetinas, hay mantas protectoras pero no son suficientes para todos los laterales y están en mal estado, el área se encuentra limpia.

En general en esta área de reproducción, trabajan 8 obreros, una jefa de área, una técnica de área 4 obreros cubridores y un alimentador y el médico, hay que destacar que es un área que siempre permanece limpia, esta encalada, aunque está en mal estado principalmente los pisos

Nave de pre ceba: Esta nave cuenta con 18 bóxer o cubículos, en la que se mantienen pre cebas con agua permanente por tetina, en cada uno permanecen allí 33 días, hasta la venta y trabajan dos obreros en limpieza y alimentación.

TABLA. 1: Carta Tecnológica (recomendada)

<u>Datos</u>

Reproductoras: 262   Verracos: 22

                              Celadores: 3

Partos /puercas/año: 2.22

Crías por puercas: 9.6   Efectividad monta: 77%

Mortalidad:

       - Crías: 10.62   - preceba: 3%

Desecho:

       - Preceba: 4.99%   - masa básica: 30%

	AÑO	MES	SEMANA
NACIMIENTOS	5577.6	464.8	107.2
CUBRICIONES	754	62	14
PARTOS	581	48	11
MUERTES CRIAS	557	246.4	10.7
ENTRADA PRECEBA	5020.6	418.3	96.5
DESECHO PRECEBA	2	0.2	0.04
MUERTE PRECEBA	12	1	0.2
VIABILIDAD	75.6	6.3%	1.4%
DESECHO MASA BÁSICA	75.6	6.3	1.4

<u>Aclaración:</u> Para la realización de esta carta tecnológica se tuvieron en cuenta 48 boxer en el área de reproducción. Recomendando aumentar la cantidad de los mismos para lograr el objetivo que se proponen de llegar a 450 reproductora

TABLA. 2: Carta Tecnológica (de la unidad)

<u>Datos (según plan)</u>

Reproductoras: 250

Cochinatas: 8

Cubriciones: 13

Efectividad técnica: 88   Verracos: 22

Parto /puerca/año: 2.22

P/P/MES: 46

Efectividad económica: 84%   Celadores: 3

Partos /puercas/año: 1,6

Crías por puercas: 9.5   Efectividad monta: 85%

Mortalidad:

- Crías: 11%   - preceba: 3%

Desecho:

- Preceba: 3%   - masa básica: 30%

<u>Datos (según real)</u>

Reproductoras: 262

Cochinatas: 17

Cubriciones: 14

Efectividad técnica: 92.45

Partos /puercas/año: 684

Partos/puerca/mes: 57

Efectividad económica: 77,2

Partos puerca por año: 2.22

Crías por puercas: 9,28   Efectividad monta: 77 %

Mortalidad:

- Crías:11   - pre ceba: 5%

Desecho:

- Pre ceba: 3%   - masa básica: 30%

	PLAN	REAL
NACIMIENTOS	427	529
CUBRICIONES	55	60
PARTOS	46	57
MUERTES CRIAS	11%	10.62%
ENTRADA PRE CEBA	389	466
MUERTE PRE CEBA	45	33.4
DESECHO PRE CEBA	29	20.9
PRECEBA COMBENIADA	344	364
VIABILIDAD	82	86
DESECHO MASA BÁSICA	3	3

TABLA. 3: Indicadores Bioproductivos

	Plan	Real	Potencial
Crías destetadas /puercas/año (productividad numérica)	1.56	1.88	
GMD			
Producción carne/puercas (t en pie)			
Conversión global (kg)			
Conversión durante la ceba (kg)			

Incremento			

Esta unidad tiene un plan económico establecido por que su objetivo es la producción de preceba y remplazos de la unidad, cuenta con las condiciones necesarias de las instalaciones, influyendo la calidad del agua porque el abasto es de río y pude estar contaminado ya que está en zona cañera, la alimentación que consiste en piensos importados y nacionales horarios de la mañana de 7:00 a 7:30am y en la tarde de 3:00 a 3:30 pm se le suministra a todas las categoría no se emplean alimentos no convencionales, cuentan con poca área para su producción

Alimentación

En cuanto a la alimentación, se realiza 2 veces al día, en el horario de 7am a 7:30 am y en el horario de la tarde de 3 pm a 3:30 pm

- Pienso de inicio importado, inicio nacional (este presenta problemas en la composición bromatológica mayormente en el molinado y la premescla minero vitamínica), se recibe semanalmente

TABLA. 4: Alimentación (según disponibilidad de la unidad)

Categorías	Consumo (kg/día)	Tipo de pienso
SEMENTALES	3kg	Inicio nacional
REPRODUCTORAS:		
Vacías:	1,5kg	Inicio nacional
Confirmadas:	2.0kg	Inicio nacional
Gestación 1-2 meses	2.0kg	Inicio nacional
gestación :3meses hasta preparto	3kg	Inicio nacional
Preparto:	2kg	Inicio nacional
Día antes si lo acepta :	1kg	Inicio nacional
CERDAS LACTANTES:	1kg al 2do día Hasta 2kg por puerca y 0.5 kg por cría, hasta 6kg	Pienso lactantes

CERDITOS: **5 días hasta destete hasta la venta**	Ad libitum	Pienso preinicio importado
Atas de más y Atos de más	3.8	Inicio nacional

Según López, *et al.* (2008). Los requerimientos porcinos son los siguientes:

TABLA. 5: Requerimientos alimenticios

Categorías	Consumo (kg/día)	Tipo de pienso
SEMENTALES	3.0	Pienso importado
REPRODUCTORAS EN GENERAL	2.0-3.0	Pienso nacional
CERDAS LACTANTES	4.0-6.0	Pienso nacional
CERDITOS	Ad libitum	Inicio
PRECEBA • **40-55 días** • **56-96 días**	 0.25-0.60 1.17-1.80	Crecimiento
CEBA1 (97-120 días)	2.20	Crecimiento
CEBA2 (121-180 días)	2.50-3.50	Ceba

TABLA. 6: Requerimientos generales

Requerimientos nutricionales del cerdo								
Categoría	MS estimada kg/día	Proteína		Energía Digestible		Calcio		Fósforo	
		g/día	% (BS)	Mj/día	Mj/kg MS	g/día	% (BS)	g/día	% (BS)
Crecimiento-ceba Intervalo de PV, kg									
3-5	0,2	65	26,0	3,55	14,2	2,2	0,90	1,8	0,80
6-10	0,5	119	23,7	7,10	14,2	3,7	0,80	3,0	0,67
11-20	0,9	209	20,9	14,20	14,2	6,6	0,70	5,7	0,63
21-50	1,8	334	18,0	26,34	14,2	11,4	0,60	9,5	0,57
51-80	2,3	339	15,5	36,56	14,2	11,6	0,50	12,5	0,54
81-100	2,7	406	13,2	43,66	14,2	12,5	0,45	13,0	0,47
Adultos (Cantidades promedio)									

Verracos	2.0	260	14,4	28,44	15,80	14,2	0,79	11,4	0,63
Puercas lactantes	3.0	936	17,3	76,13	14,10	39,8	0,74	31,8	0,60
Puercas Cubiertas y gestantes	2.0-2.7	230	13,1	26,13	14,85	14,2	0,81	11,4	0,65
Puercas vacías	2.7	260	9,60	35,00	13,00	14,2	0,53	11,4	0,42

Tanto las puercas reproductoras cubiertas, gestante, preparto, como las puercas lactantes, recibirán dos raciones al día, a las lactantes se aumentara 0,5 kg al día. Las lactantes se alimentarán a voluntad; para el cálculo se consideran 6.0 kg de pienso promedio diario durante toda la lactancia. Las reproductoras vacías recibirán dos raciones al día. Los cerdos en crecimiento serán alimentados ad libitum y con una frecuencia mínima de cinco veces al día, esta etapa comienza desde los 7 días de edad hasta el destete. Los verracos, siempre que se disponga, deben suplementarse la dieta con una proteína de buena calidad (soya, 100g) y una premescla minero-vitamínica, se agrega un huevo de acuerdo a la disponibilidad, en dos raciones al día (mañana y tarde) con pienso. Los Atos de más y Atas de más, que serían los remplazos de la unidad, consumen 3.8 kg de inicio nacional.

Se considera que aunque el suministro es estable, no es suficiente, tampoco es por categorías se recibe solo pienso inicio importado, y pienso nacional con problemas bromatológicos (molinado).

La nutrición es un requisito Indispensable para garantizar la salud y eficiencia en la producción del ganado porcino, por tal motivo en este proceso se debe garantizar un suministro de nutrientes adecuado en las raciones, así como la cantidad necesaria de alimento balanceado acorde al estado productivo y reproductivo de los animales para satisfacer sus requerimientos nutricionales en energía, proteína, vitaminas, minerales y agua. (López, *et al.* 2008)

Manejo

El flujo tecnológico es semanal no hay principio todo lleno todo, todo vacío. Habilitación, cuando se sacan los animales se aplica limpieza mecánica con agua a presión, detergente clorado (paredes y piso), con escoba y se vuelve aplicar agua a presión, sosa cautica al 2%, se espera 3 horas y se da una lechada de cal viva al

20%, después se aplica CID 20 se cierra y se deja en reposo por 7 días y el día antes de la entrada de los animales se vuelve aplicar CID20

El flujo tecnológico se realiza cada 7 días, 11 partos por semanas y se dividen en 7 grupós; los verracos con un espacio mínimo, las cerdas lactantes y las crías son ubicados en un sistema de crianza Flat-deck, mientras que el pre cebas, que se quedan como remplazo para la unidad, en Flat-deck hasta los 95-103 días. Comienza el lunes con reunión de la tecnología y coordinación de la semana,

TABLA. 7: Manejo (bibliografía)

TABLA. 7: Manejo (bibliografía)

Categoría	Secciones	Días de estancia	Espacio vital	Frente de comedero	Animales por cubículos
Cochinatas (remplazo)	2	2 meses	1.0 – 1.5 m²	+0.32 m	
Cochinatos (remplazo)	1	+210 días	1.0 – 1.5 m²	+0.32 m	
*C. Vacías	3	10 días	2.0 m²	0.40 m	
C. Cubiertas	5	32 días	2.0 m²	0.40 m	
C. Gestantes	12	77 días	2.0 m²	0.40 m	1
C. La antes	6	29-36 días	5-6 m²	0.45- 0.50 m	1
• Crías			1-1.5 m²	0.10 m (por cerdito)	1-10
Preceba	10	42-63 días	0.40 m²	0.18 m	10-12
Ceba	22	120 días	0.72-0.90 m²	0.27-0.30 m	18-22
Verracos			6-8 m²	0.20 m	1

TABLA. 8: Manejo (Unidad)

Categoría	Secciones (cubículos)	Días de estancia	Espacio vital	Frente de comedero	Animales por cubículos

Cochinatas (remplazo)	2	12 meses			1
Cochinatos (remplazo)	1	+210 días			1
*C. Vacías					1
C. Cubiert	10	107 días			1
C. Gestant					1
C. La antes • Crías	3	35-43 días			1
					1-10
Pre ceba	x	103 días		0.25 m	3-7
Verracos	2			0.40	1

La tecnología de producción empleada es la intensiva, el flujo tecnológico se realiza cada 45 días, el espacio vital en las reproductoras es muy reducido y los frentes de comederos así como la densidad de alojamiento están según la norma.

3.2. PREVENCIÓN:

La Colibacilosis es la enfermedad transmisible que más incide en el Centro, es un síndrome diarreico que se presenta en lechones neonatales fundamentalmente, según Alonso, (2004), la *E. Coli* sobrevive en heces fecales, suelo y lugares húmedos por más de 180 días, sus principales fuentes de infección en la unidad son los cerditos enfermos aunque las madres pueden ser portadoras asintomática[1]s del germen y se transmite por los alimentos contaminados, por el cordón umbilical las primeras horas del parto, por los vectores y por las heces fecales a través del agua bebida.

---

[1]

En la proliferación y transmisión de estas enfermedades intervienen ciertos factores predisponentes que ayudan a su propagación, los principales factores son:

- el inadecuado funcionamiento del filtro sanitario,
- deficientes sistemas de tratamiento de los residuales líquidos
- la incorrecta desactivación de los cadáveres,
- la realización de habilitaciones sanitarias por carecer de medios para realizarla
- alimentación debido al estado de stress que ocasionó el cambio frecuente de fórmulas alimentarías, lo cual provocó, transgresiones alimentarías, que favorecieron la génesis y propagación de la enfermedad, en los animales susceptibles, los cuales son más vulnerables debido a las características fisiológicas relacionadas con la alta permeabilidad relativa de la mucosa intestinal en los animales neonatos (en caso de la colibacilosis)
- alimentación inadecuada
- instalaciones en malas condiciones

TABLA. 9: Índices epizoóticos (Abril 2013)

Índices epizoóticos	Coli	Sarna
Animales susceptibles	28 cerditos	82
Morbilidad	90 % (25 enfermos)	50 % (41 enfermos)
Mortalidad	0.07 % (2 muertos)	------
Letalidad	0.08 %	-----
Prevalencia	de periodo (90 %)	de periodo (50 %)
Incidencia	0.25 %	

El agua que llega a la unidad es proveniente del río Ranchuelo y se almacena en tanques elevados, se realizan análisis para determinar la calidad del agua, se revisa el sistema de tetinas, se recomienda todos los años realizarle análisis al agua.

Al pienso se les realiza análisis y se almacena, Según (Manual de crianza porcina 1). El almacén servirá para proteger a los productos allí almacenados de la lluvia, rayos solares y demás inclemencias del tiempo. Deberán mantenerse bajo control la existencia de roedores e insectos en los mismos. Tendrá una iluminación y ventilación acorde con la necesidad del personal que allí trabaja y los productos almacenados. El almacén se deberá mantener limpio y seco. La estiba debe mantenerse separada del techo y del piso. Se separará mediante el uso de tarimas, burros o bases que garanticen un mínimo de separación del piso de 15cm y una separación de las paredes, columnas y entre estibas tal que permita el trabajo de un hombre. Cada categoría de pienso ha de estar identificada, la cual poseerá una tarjeta en donde se consignen los siguientes datos:

.Categoría

.Fecha de entrada

.Cantidad

Siempre se dará prioridad para la extracción a aquellos productos que más tiempo lleven en el almacén.

Al almacén se le realiza desratizaciones, desinsectaciones, el pienso que llega a granel se almacena así mismo en el piso hay burros, tarimas, se mantiene lejos de las paredes, se le realiza limpiezas al almacén mientras el pienso este ahí y viene, semanalmente.

Las medidas de saneamiento ambiental son realizadas correctamente:

1. Desratización: Hay contrato con labiofam utilizando BIORRAT (Salmonella enteritis) de 25 g a 50 g con 2 m de separación entre cebo 1 dosis cada 6 meses y se llevar a cabo una desratización por los mismos trabajadores del plantel , se recomienda un veneno de acción lenta como la Warfarina al 25%, se prepara para 100 kg de alimento (pienso o arroz 80 kg y Harina de pescado o azúcar 20 kg) son 150 g de veneno, los cebos se colocan cada 2 o 3 m de 50 – 60 g por cebo durante 15 días; para determinar la efectividad de la desratización se calcula de la siguiente forma

$$\% \text{ efectividad} = \frac{A-B}{A} \times 100 \qquad \begin{array}{l} \text{A: cuevas activas antes} \\ \text{B; cuevas después} \end{array}$$

Desinfección:

2. Desactivación de residuales líquidos y sólidos: Cuentan con crematorios para incinerar los cadáveres, y biogás de uso para la unidad y el Motel las Tecas Generando ingresos adicionales a la unidad

Existen planes de reducción de desastres naturales, sanitarios, químico tóxico y se realiza cordón sanitario a 1 km por la cercanía de convenios porcinos y otros criadores particulares

El esquema de vacunación es con Porvac, contra el cólera porcino con una frecuencia a los 15 días de nacidos y repetir 15 días después, contra erisipela porcina.

Medicina preventiva.

Dextrana ferrosa. Se aplican 200 mg vía parenteral al 3er. día de nacido. Se utilizará una aguja calibre 18 x ¾ para evitar que el producto administrado pueda ser revertido a través del punto de inoculación. Se utilizará una aguja por animal.

Descolmille. Se realiza a las crías dentro de las primeras 24 horas siguientes al parto. El trabajo realizado debe garantizar que los restos de colmillo no laceren las mamas de las madres, ni se dañen las encías de las crías durante esta operación. Se debe aplicar un antiséptico en las encías para evitar futuras complicaciones.

La castración. Se realizará al 3er día de nacido junto con la aplicación de Dextrana para evitar un mayor stress. Al realizarse debe tenerse en cuenta una incisión longitudinal en cada testículo independiente previo lavado y desinfección local. Debe cumplirse rigurosamente con todas las medidas pre y post operatorias para evitar complicaciones futuras.

Medidas de Vigilancia Epizoóticas:

Investigaciones serológicas

Brucella. Una vez al año (unidades libres por más de 2 años).

Leptospira. Se investiga el 10 % de la masa básica anualmente y se le realiza prueba de embarque al 100 % de los animales recibidos.

El 100 % de los abortos se investigan para ambos casos.

Otras investigaciones

Bioquímica: 10 % de la masa.

Hematología: 10 % de la masa

Investigación de Agua y Pienso

La investigación de pienso se realizará cada vez que entre a la unidad, un lote de pienso y en el caso del agua la investigación tendrá lugar trimestralmente. Se investiga calidad bromatológica y microbiológica

Análisis coprológico: 10 % de la masa (ver capítulo de lucha antiparasitaria)

Controles ambientales: Frecuencia trimestral

Envío al laboratorio: 10 % de las muertes

Envío a necropsia: 80 % y en enfermedades rojas el 100 %

Investigación microbiológica: Cama en maternidad.

8.1 Medidas de protección contra epizoótica

Las medidas de protección contra epizoótica tienen como objetivo mantener la salud del rebaño contra la posible introducción de gérmenes patógenos y el desarrollo de enfermedades provenientes del exterior de la explotación.

La cerca perimetral constituye una barrera en la entrada de los animales ajenos así como personas que pueden introducir enfermedades como vectores mecánicos y biológicos.

La delimitación de barreras puede entenderse como la separación entre el área no productiva o de oficinas y el área productiva.

El control de acceso es la prohibición de entradas al centro de personas o animales ajenos y el control en un libro de visitas prohibiendo la entrada de vehículos ajenos.

El control de traslados se hará según las regulaciones vigentes, siendo necesario certificado veterinario y la aplicación de un programa de vacunaciones.

El filtro sanitario, las piscinas de desinfección para vehículos y cajuelas para el calzado deberán funcionar adecuadamente así como deberá existir cambio de ropa y calzado al entrar a la Unidad y en caso de visitas si éstas son autorizadas.

La correcta disposición de los residuales, los cadáveres de animales y el cumplimiento del programa de desinfección profiláctica son aspectos básicos como medidas de protección contra epizoótica. En caso de recursos limitados deberán adecuarse estas medidas de protección contra epizoótica pero nunca deberán ignorarse las mismas lo que pudiera traer como consecuencia grandes dificultades sanitarias y aparición de enfermedades.

Muy diversas son las formas que pueden encontrarse para definir el concepto de bioseguridad, esencialmente debe comprenderse como un conjunto de procedimientos técnicos, medidas sanitarias y de manejo; diseñadas con el objetivo primordial de distribuir de manera significativa la inevitable exposición de los animales a los agentes infecciosos (Alfonso, 2003).

La bioseguridad se refiere a la protección para la vida, su principal objetivo es mantener la salud animal, se considera como el conjunto de procedimientos técnicos, medidas sanitarias y normas de trabajo que son aplicadas para prevenir la entrada y salida de posibles agentes infecto-contagioso (Pérez, A. 2008).

Procedimientos para evaluar la bioseguridad en las unidades porcinas (Molina, 1997). Molina, R.S. (1997). Bioprotección: Método para su evaluación mediante el sistema de puntos críticos de control en la crianza porcina. 1997. UCLV. pp. 21-24.

Las medidas de bioprotección se agrupan en 6 sistemas, los cuales son evaluados y de acuerdo a la puntuación final se clasifican las granjas en:

- Protegida (riesgo mínimo). Con 90 puntos o más y ningún sistema evaluado de mal.

- No protegida (riesgo incrementado). Menos de 90 puntos o algún sistema evaluado de mal.

-

TABLA. 10- Evaluación de Bioseguridad

ELEMENTOS A EVALUAR	Opta	Obtuvo
1 .- CARACTERIZACION Y AISLAMIENTO DE LA UNIDAD	38	36
2.- VIGILANCIA EPIZOOTIOLOGICA	12	10
3.- CALIDAD DEL AMBIENTE DE LA UNIDAD	25	22
4.-ALIMENTACION Y SUMINISTRO DE AGUA	10	7
5.-PROFILAXIS ESPECÍFICA.	7	7
6.- EVALUACIÓN Y PROTECCIÓN DEL AMBIENTE	8	8
Total:	100	90

Elementos invalidantes para la protección, independientemente de la puntuación obtenida:

- Si el aislamiento externo alcanza una puntuación menor a **36** puntos.
- Se cumple con el diagnóstico (control de envíos y autopsias según plan establecido por el IMV).
- Existen las instalaciones necesarias y su estado constructivo es bueno para el confort de los animales.
- Se cumple el Programa de Saneamiento según plan.

En la Unidad:

- El filtro sanitario no está completo,(mal estado constructivo)
- Hay corrales que están en malas condiciones y necesitan una reparación y comederos según tecnología
- La cerca perimetral necesita reparación con maya "Pirle"

- Faltan utensilios necesarios para el trabajo, utensilios como sogas, cubos, mangueras
- Todo debe estar chapeado
- La cerca necesita un desorillo
- Se deben crear las condiciones para tratamiento y transporte, de los desperdicios de la cocina, además conveniar los residuos de cocina del motel Las Tecas.

- cumplir con el principio zoosanitario de todo dentro, todo fuera.
- cercar y proteger el área de crematorio contra las aves de rapiña, con cajuela de desinfección activada.
- habilitar un local o área específica adecuadamente para realizar las autopsias.

.mantener correctamente activados los dispositivos de desinfección de las naves.

- No se dispone de alimento en cuanto a, diversidad de surtidos y calidad de forma estable según requerimiento
- Según la política del país, producir e incorporar los alimentos no convencionales como forrajes, viandas, etc.

Aspectos técnicos que se deben analizar para desarrollar un programa efectivo de Bioseguridad

- Transmisión de enfermedades
- Localización de la unidad
- Origen de los animales de reproducción
- Filtro sanitario
- Recepción y distribución de alimentos

- Tránsito de vehículos
- Sistemas de fumigación de materiales y equipos
- Desactivación de cadáveres
- Control de vectores
- Establecimiento de cuarentena
- Alimentación
- Diseño de naves ecológicas

Elementos a tener en cuenta al desarrollar un programa de bioseguridad

- Situación sanitaria del territorio y la unidad
- Características del ecosistema
- Definición del propósito productivo
- Tecnología de explotación
- Estado y ubicación de las instalaciones
- Características del personal

Teniendo en cuenta la evaluación de bioseguridad realizada donde se encontró a la unidad, como bioprotegida yo considero que se debe tomar algunas medidas para evitar y controlar la introducción de agentes etiológicos en la granja

> Medidas para evitar la introducción de agentes etiológicos a la granja

- Cerca perimetral integral
- Filtro sanitario funcionando adecuadamente
- Cordón sanitario actualizado
- Control sanitario sistemático del agua
- Realizar cuarentena antes de la introducción de los cerdos

- Estudiar otras posibles fuentes de agentes etiológicos en el enclave del centro por ejemplo aves migratorias, mangostas.

> Principales medidas dirigidas a evitar la diseminación de la enfermedad en el interior de las granjas

- Realizar habilitaciones sanitarias tecnológicas óptimas y un descanso sanitario adecuado
- Higienización diaria de las diferentes áreas
- Alimentación de acuerdo a los requerimientos con la calidad y en la cantidad requerida, de acuerdo al propósito, correctamente almacenado y conservado
- Suministro de agua ad libitum calificada como potable
- Utilizar el sistema de manejo todo vacío todo lleno
- Definir el personal por área de trabajo, así como los equipos y medios para la crianza
- Disponer de dispositivos activados para la desinfección en la entrada y salida de cada nave
- Aplicación de esquemas de inmunoprofilaxis acorde con la situación epizootiológica de la granja y el territorio
- Uso de programas y de medicina preventiva y de terapéutica
- Esmerada atención veterinaria
- Aplicación correcta de las medidas de saneamiento ambiental

3.3 CLÍNICA:

La clínica es una rama de veterinaria de suma importancia ya que todo el personal veterinario debe ser capaz de diagnosticar enfermedades, de indicar tratamientos y de realizar los métodos profilácticos, para lograr una mejor producción (Leyva, 2005).

En esta unidad se realiza una inspección clínica diaria, por la mañana y antes de
que los obreros se retiren, las enfermedades más frecuentes que se observó fueron:

.Síndrome diarreico

.Paraqueratosis

Pero lo que más se presenta en la granja es el síndrome diarreico:

SINDROME DIARREICO:

1. <u>Reseña</u>: se presenta principalmente en pre cebas de 8-20 kg de PV, y en neonatos
de 0-21 días, tanto en hembras como en machos

2. <u>Anamnesis</u>: En pre ceba alrededor del 5 % del total de animales presentan síntomas
similares, pérdida de apetito (hiporexia), diarreas acuosas fétidas ,en crías de color
blanco amarillento según el técnico ha habido cambios bruscos de alimentación y
existen algunos problemas de manejo y de higiene principalmente lo referente a
desinfecciones ..

En neonatos alrededor del 10% del total de animales están enfermos y presentan
diarreas acuosas fétidas y de color amarillo cremoso, muchos dejaron de mamar,
según técnicos no se realizan las habilitaciones sanitarias correspondientes al salir las
cerdas de maternidad y la alimentación no es la adecuada

3. <u>Exploración clínica o examen físico</u>: los animales presentan poca vitalidad, en los
neonatos se presentó fiebre no siendo así en los cerdos de pre ceba, en los neonatos
principalmente se ha observado retardo en el crecimiento, en ambos hay
enflaquecimiento y baja condición corporal

3.1- Inspección: a la inspección se observa en los neonatos abundantes diarreas, poca
vitalidad, en algunos casos se observó los ojos hundidos. En los de pre ceba hay
edema en los parpados, orejas y cara fundamentalmente

4 <u>Pruebas o exámenes complementarios</u>

-coprocultivo con la realización de antibiograma

-se envían vísceras a patología, así como cadáveres

-parasitología

-hemoquímica

PARAQUERATOSIS:

Anamnesis: presencia de lesiones en la piel.

Exploración física :inspección ,piel con aspecto grasiento, costras, prurito, alopecia y decamacion de la piel

Palpación: humedad en la piel como si el cerdo estuviera grasiento o mojado.

En este caso no fue necesario la auscultación o la percución.

Exámenes complementarios:

Parasitología:

Raspado de piel

Bromatológico, determinación de dureza en el agua, pienso (hongos y granulometría.

Microbiológico:

Exudado para agentes biológicos

Bacteriología

Micológico

Serológico

Diagnóstico diferencial:

Dermatitis exudativa, sarna, hongos (tiña)

Tratamiento:

Corregir la alimentación especialmente zinc y calcio controlando su relación en este caso es de 100-125 mmol/L,

RECOMENDACIONES PARCIALES:

- Aplicar correctamente los productos usados para combatir los insectos ya que estos juegan un importante papel como vectores de las enfermedades que se presentan.

- Realizar antibiogramas en los envíos al laboratorio para conocer los antibióticos efectivos.

3.4. REPRODUCCIÓN:

El proceso de la replicación de los <u>seres vivos</u>, llamado reproducción, es una de las características más importantes. Crea organismos nuevos, que pueden reemplazar a los que se hayan dañado o muerto (Madrazo, 2012).

La raza de las reproductoras es la Yorkland, y Duroc Yersey mientras que los sementales son L-35y CC21. El sistema de apareamiento empleado es de triple monta dirigida en las Atas al instante a las 12 horas la segunda monta y si lo acepta una tercera monta a las 12 hora, las cerdas multíparas 3-4 días después del destete porque presentan celos más largos, celo a las 42 horas y segunda monta a las 12 horas después y la tercera a las 12horas después de la segunda si lo acepta, las que presentan celo después de 7 días 0 hora cada 12 horas y 12 horas si lo acepta este mejora el porcentaje de concepción a más de un 90% en las cerdas . Cuando se realiza el sistema por medio de montas con machos diferentes (montas heterospermicas), el porcentaje de concepción se incrementa un 3.6% en adultas y un 8% en primerizas (18,22). Sin embargo en una granja que utiliza monta directa este último sistema de apareamientos puede ocasionar algunos problemas con machos subfértiles, los que son encubiertos por sus compañeros fértiles cuando no se realizan evaluaciones andrológicas regularmente (Martínez, 1998*), en* esta unida este problema se presenta puesto que los sementales son remplazos de la misma unidad

Los factores que afectan la reproducción son:
- Edad
- Raza
- Peso
- Alimentación
- Ambiente

- Manejo
- Genotipo
- Salud

Dentro de estos factores los que mayor incidencia tienen en la unidad son:

1- la alimentación pues según (Ortiz y Flores, (1999). La infertilidad en la cerda se caracteriza frecuentemente por la falta de celo sin que se comprueben alteraciones patológicas en los órganos genitales. Tanto los casos de fertilidad reducida como los de esterilidad. La causa más frecuente la constituye la alimentación inadecuada, tanto en cantidad como en calidad. Bajo esta denominación se conoce un estado del adelgazamiento y pérdida de reservas de grasas de la hembra, que va asociado a una serie de problemas reproductivos (sin aparecer causa infecciosa) que se traduce en dificultad de manifestar los síntomas clínicos del celo, muy en especial en cerdas en su primera lactación. La aparición de este problema se ha relacionado con un estado de subnutrición energética de la reproductora, según va transcurriendo la vida reproductiva.

Los alimentos inestables de animales en estado de preñez tanto la alimentación insuficiente como la alimentación excesiva, pueden traer consigo abortos puesto que, la madre asegura los elementos nutritivos para un normal desarrollo fetal. Si la hembra está sometida a una sub-alimentación por largo tiempo se produce disminución de la resistencia biológica del feto y el mismo se hace más sensible a los factores nocivos, por el contrario una alimentación excesiva provoca un engorde exagerado en los animales, creándose perturbaciones metabólicas que repercuten negativamente en la esfera sexual, lo que constituye un factor predisponente para el aborto. Las deficiencias nutricionales están ligadas a problemas de reabsorciones, infertilidad, abortos y muerte neonatal. (Leman, 1995)

Una deficiencia de proteína ocasiona disturbios en el desenvolvimiento y desarrollo embrionario y fetal trayendo consigo generalmente momificaciones, las cerdas con un insuficiente aporte de proteína pueden abortar en la segunda etapa de la gestación.

Los abortos por insuficiencia de proteínas transcurren sin complicaciones pero si se le añade infecciones pueden ocurrir complicaciones que se desarrollan después del aborto como son retenciones placentarias y metritis, cuadros que repercuten en la salud de las madres. (Figueroa, 2001)

En esta unidad se presentan grandes problemas con la alimentación pues no llega la requerida por categorías: ni en cantidad, ni en calidad. El pienso que llega es sin categorizar, por lo que no suple algunos requerimientos necesarios. En meses anteriores se ha presentado una escases de pienso que pasa a los 15 días y en 2 ocasiones hasta más de 20 días, esto ha traído consigo abortos y muertes de reproductoras, así como adelgazamiento en general y posterior al parto camadas pequeñas y cerditos débiles con varios muertos. De forma general todos los meses presentan problemas con la entrada de pienso, siendo la alimentación la primera causa de afectación de la reproducción según lo antes expuesto.

En cuanto a los sementales Es aconsejable mantener un plan nutricional correcto, puesto que los problemas alimentarios en los verracos traen consigo problemas en el semen, menor producción de semen (volumen) y anomalías morfológicas de las células. (Marchesi y Cesarini, 2012)

2- Peso: por la escases de pienso que se presenta generalmente en la unidad así como, la alimentación no adecuada, las reproductoras en la mayoría de los casos no presentan el peso y la condición corporal necesaria, según: Sánchez, (2011) la condición corporal influye significativamente sobre los indicadores intervalo destete-celo, tamaño de la camada, cría por parto viable y viabilidad; además cuando la cerda presenta una buena condición corporal (3) el peso de los cerditos al nacimiento y destete es mejor que cuando la cerdas están muy flacas o muy gordas; optimizar el consumo de la cerda en cada uno de los periodos permite mantener una adecuada condición corporal

3- Manejo: En esta unidad las cerdas desde vacías hasta que llegan a 2 semanas antes del parto permanecen en hacinamiento, esto según: Bravo (2008) el hacinamiento, contribuyen a crear una situación de estrés de tipo crónico. Se ha sugerido que los cerdos que sufren estrés crónico presentan incrementos en la secreción de cortisol, induciendo cambios en la utilización de proteína y energía, por lo que se reduce la eficiencia del uso de nutrimentos, la retención de proteína, el crecimiento y los indicadores reproductivos.

4- Salud, pues debido al hacinamiento, se presentan en las puercas varios problemas de salud que van desde excoriaciones y abscesos en la piel hasta sarna, padecen molestias físicas crónicas y niveles de tensión elevados, así como una reducción de la fuerza muscular y ósea, y de la capacidad cardiovascular. Se presentan heridas, cojera, inflamación en las articulaciones, infecciones, trastornos gastrointestinales y problemas de reproducción, padecen apatía y desarrollan conductas anormales y estereotípicas. (Pickett, 2004)

En general el área de maternidad no está en buenas condiciones, tiene en mal estado los pisos, las reproductoras están en hacinamiento con muchos de los boxers rotos que conlleva a que anualmente se remplace alrededor del 30% de estas reproductoras, y que las mantas en la maternidad son antiguas, tienen huecos y no llegan a cubrir todos los laterales del área. Teniendo en cuenta lo anterior, el tamaño del plantel, las instalaciones, el hecho de que no es una unidad productiva aunque contribuye a investigaciones y a una mejor formación de los futuros profesionales se recomienda:

Utilizar otros cubículos en desuso que posee el plantel y que solo necesitan algunos arreglos, para mejorar la el confort y así la calidad de vida de las reproductoras y disminuir muchos de los problemas de salud que se presentan. Se debe garantizar 2,0m² de espacio vital, superficie necesaria para ejercer sus funciones vitales así como la comodidad y confort de los animales. (Grupo de Producción Porcina, 2008), yo recomendaría la utilización de los boxers individuales de hacinamiento para albergar las vacías, las cubiertas y las gestantes que están en su último mes y habilitaría los cubículos en desuso para albergar las gestantes;

TABLA. 11: Indicadores reproductivos de la unidad (febrero 2020)

	PLAN	**REAL**	**PG***
Eficiencia Técnica	88	92.45	
Eficiencia Económica	84	77.2	
Crías x Parto	9.5	9.28	
Parto por puerca por año	1,6	2.22	
Productividad numérica	1.56	1.88	
Viabilidad		10	
Viabilidad de la categoría analizada			
Viabilidad General			
Precebas conveniadas	344	360	

*PG =potencial genético

TABLA. 12: Estructura del rebaño reproductor

INDICES:
- Crías vivas /parto:9,28
- Remplazo anual hembras: 30%
- Remplazo machos: 50% (cada 2 años)

	ACTUAL	**POSIBLE**
Cubiertas	186	180
Gestantes	144	150
Lactantes	48	48

Vacías	80	85
Reproductoras total	262	266
Sementales	22	25
Celadores	3	3
Cochinatos	75	75
Cochinatas	70	70
Puercas desecho	11	11

3.6. GERENCIA VETERINARIA:

La gerencia es la ciencia del conocimiento, es la toma de decisiones acertada que
lleven al éxito y no al fracaso

Un gerente suele cumplir con cuatro funciones simultáneas: el planeamiento (se establece un plan con los medios necesarios para cumplir con los objetivos), la organización (se determina cómo se llevará adelante la concreción de los planes elaborados en el planeamiento), la dirección (que se relaciona con la motivación, el liderazgo y la actuación) y el control (su propósito es medir, en forma cualitativa y cuantitativa, la ejecución de los planes y su éxito) (Sverdlik, 2012).

La base fundamental de un buen <u>gerente</u> es la medida de la eficacia y la eficiencia
que éste tenga para lograr las metas de la organización. Es la capacidad que tiene de reducir al mínimo los <u>recursos</u> usados para alcanzar los objetivos de la organización y la capacidad para determinar los objetivos apropiados (Siskl y Sverdlik, 2009).

Esta Unidad tiene la característica de ser un centro productor.

Matriz DAFO:

Misión:

Preservar el bienestar, con un alto nivel técnico de los recursos humanos, con mayor eficacia en la gestión de salud animal, dirigida a mejorar la calidad de vida, de la eficiencia técnica así como logrando la sostenibilidad, fundamentalmente por la vía de la rentabilidad de la gestión.

Visión: Lograr una utilización de fuente de alimentos alternativos para, autoabastecernos y garantizar una masa animal, más rentable y así responder a los requerimientos actuales de la dirección del país

Debilidades:
- Deficiente base alimentaria, tanto en cantidad como en calidad.
- No cuentan con las capacidades necesarias para lograr la cantidad de reproductoras de acuerdo al personal que poseen
- No se cuenta con área de siembra para la producción de alimentos, animal
- Presencia de vectores que propician la diseminación de enfermedades. Muchas veces por falta de desinfectantes
- Deterioro de las instalaciones
- Falta de utensilios para desarrollar un eficiente trabajo

Amenazas:
- Falta de transportación en muchas ocasiones para buscar el pienso
- Variables meteorológicas del país.
- Las limitaciones causadas por el bloqueo económico. Recrudecido con la actual administración
- Fluctuaciones de los precios en el mercado.
- Efecto de la crisis económica mundial. Agudizada por la pandemia de covid 19.

Fortalezas:
- Personal técnico, con experiencia y calificación,
- Parte de las tecnologías de crianza es moderna
- Contar con una organización empresarial y una base productiva capaz de dar respuesta al incremento de los niveles productivos, lograr mayor capacidad de administración empresarial y cooperativa.

-Se adiestran egresados tanto de politécnicos como de educación superior

Oportunidades:

- Universalización de la educación para la formación de personal calificado.
- Acceso a la información científico técnica.
- Mercado seguro para sus productos.
- Posibilidades de créditos.

Objetivos

- Mantener una masa animal saludable
- Aumentar la producción de forma general.

Estrategia

- Disminuir las debilidades y aumentar las fortalezas.

4.CONCLUSIONES:

1. La unidad viola principios zootécnicos claves, como es el caso del todo dentro-todo fuera, lo que atenta contra los indicadores productivos

2. Se presentan perdidas por patologías que pudieran minimizarse si se manejaran adecuadamente los alimentos y el agua, y se profundizara en los efectos de los productos farmacéuticos.

3. La situación geográfica de la unidad, y otros factores adversos la convierten en un ORB, siendo vulnerable tanto a la penetración de enfermedades para los cerdos, como para los humanos.

4. Los principales indicadores económicos de la Unidad se comportan positivamente ya que los ingresos están por encima de los gastos.

5. <u>RECOMENDACIONES:</u>

1. La Empresa debe estudiar la forma de manejar el rebaño sin violar el principio zootécnico "todo dentro-todo fuera".

2. La Empresa y el IMV deben seguir trabajando en lograr la bioprotección de la Unidad.

3. Deben mejorar las condiciones de almacenamiento de los alimentos y capacitar a todo el personal técnico en lo que a características y utilización de medicamentos se refiere.

II Caso Unidad Salamina

Introducción

El programa para el incremento sostenido de la producción porcina es una línea priorizada en nuestro país. Para obtener una producción eficiente y competitiva de carne de cerdo en los sistemas de producción porcina, es objetivo del médico veterinario y zootecnista enfocarse en las tecnologías aplicables en el sistema de producción porcino de pequeña y mediana escala, tanto en el sector cooperativo como en el sector estatal. Para ello se hace necesario acentuar todo esfuerzo y conocimiento en tres direcciones esenciales:

I. El manejo de la alimentación
II. El manejo reproductivo
III. Las medidas principales de bioprotección e higiene que contribuyen a la salud animal y a la protección del medio ambiente.

La producción porcina actual está cada vez más influenciada por criterios de calidad. Es por eso que los factores relacionados con la salud de los animales, seguridad alimentaria, criterios medioambientales y normas de bienestar animal, son cada más valorados por los consumidores y, por tanto, incluidos en los criterios de producción para generar mayor confianza en el producto final (Manual de procedimientos técnicos para la crianza porcina 2000.)

Los cerdos están entre las especies domésticas más idóneos para ser explotados en cualquier medio (FAO 2003). Dada su característica prolífera y su capacidad de adaptación a diferentes condiciones de manejo y alimentación no convencional, estos animales se convierten, cada vez más, en la principal fuente de proteína animal para el consumo humano. (Delgado 2003).

En Cuba, el Ministerio de la Agricultura brinda en la actualidad una atención especial al desarrollo de la actividad porcina tanto en la pequeña y mediana escala, como en los sistemas de producción intensiva (Pires et al 2007). Por esto se desarrollan diferentes sistemas de producción que difieren, entre otros, en la cantidad y tipo de insumos necesarios, incluyendo los alimentos y medicamentos que se dispone. (Marrero 2009).

Los principios que rigen la producción de carne de cerdos en el país se basan en la diversificación de los sistemas, el incremento de su eficiencia y la reducción de importaciones. Por esta razón, la crianza de cerdos tiene un segmento de suma importancia en el sector campesino y cooperativo no especializado, cuyas explotaciones de mediana y pequeña escala se basan en convenios con la empresa porcina de cada localidad y aportan, cada año más, del 50% de la producción de carne de esta especie (Fariñas y Pérez 2008).

Objetivo general

Realizar un diagnóstico integral y valoración crítica del estado de salud y producción de la UEB Cria Salamina II, enfocados en la aplicación de cuatro de los campos de acción del Médico Veterinario Zootecnista (zootécnico, reproductivo, preventivo y clínico)

2. Materiales y Métodos

La práctica laboral investigativa se desarrolló en la UEB Cría Salamina II, durante un periodo de diez días, del 5 al 15 de octubre de 2020, post COVID- 19.

Para la obtención de los indicadores bioproductivos se utilizaron y se revisaron los registros de control de la reproducción y producción de la unidad del mes de septiembre de 2020. Para la descripción de los procesos técnicos de organización, manejo y cuidado del rebaño se realizó un recorrido didáctico por todas las áreas del plantel porcino con el jefe de producción, técnicos veterinarios y obreros.

Los datos de salud se tomaron del libro de control del médico veterinario y se empleó el método clínico del rebaño por categoría.

3. Resultados y discusión

3.1 Zootecnia

La zootecnia constituye una de las direcciones más trascendentes del trabajo en ganadería porcina. Es ella la que fundamenta el método con arreglo al cual el hombre es capaz de transformar el ambiente, modelando la respuesta productiva en el animal doméstico. Este objetivo tan abarcador, desborda el marco al que habitualmente se emplea la relación de normas y procedimientos que conforman una tecnología de crianza (Corzo *et al.*, 2004).

Caracterización general de la unidad

La UEB Cría Salamina II queda ubicada en Carretera a Camajuaní Km 13 $^{1}/_{2}$ del municipio Santa Clara, en la provincia de Villa Clara. Su propósito productivo es la reproducción.

La unidad está enclavada en una zona ligeramente llana, con buen acceso, buen drenaje y buena disponibilidad de agua. Limita con la Carretera nueva, Carretera Camajuaní, el desvío del aeropuerto y zona montañosa.

La delimitación socio-administrativa de la unidad incluye:

- Garita de Custodio
- Dos badón de desinfección de vehículos
- Dos filtros sanitarios, uno para hombres y otro para mujeres
- Cuatro almacenes: 1 de pienso, 1 de medicamentos, 1 de insumo, 1 de materiales.
- Una oficina técnica y desarrollo
- Una oficina de Economía y Recursos Humanos
- Una Oficina de la Dirección
- Cocina y comedor

El potencial genético explotado es:

♀ Yorkshire: 1033 reproductoras

♂ Yorkshire: 6 celadores

♂ CC21: 62 reproductores

♂ Landrace: 7 celadores

Yorkshire:

Yorkshire es una raza importada de Canadá hace ya más de 30 años. Por lo que ya se le considera el Yorkshire cubano. Es una raza muy prolífera, de color blanco, aceptable crecimiento y producción de carne. El verraco manifiesta buena líbido lo que lo hace excelente para la inseminación artificial.

Propósito: Por su alta fertilidad y prolificidad, la cerda es reproductora por excelencia y se utiliza como raza materna, preferiblemente en los programas de cruzamiento con la raza Landrace.

Tamaño: Alta talla y gran largo corporal, patas muy fuertes y buenos aplomos. Orejas erguidas.

Landrace:
Landrace es una raza importada de Canadá hace ya más de 30 años. Por lo que ya se le considera el Landrace cubano. Es una raza muy prolífera, de color blanco, de crecimiento y producción de carne aceptable.

Propósito: Alta fertilidad y prolificidad, se utiliza como raza paterna. En los programas de cruzamiento es utilizado como cruzado con la hembra Yorkshire para producir la F1 Yorkshire x Landrace.

Tamaño: Alta talla y gran largo corporal, patas muy fuertes y buenos aplomos. Orejas largas hacia delante.

CC21
Es una raza sintética desarrollada en Cuba. Excelente para la inseminación artificial y como verraco por su gran lívido. Es de color blanco con piel oscura. Algunos presentan unas manchas negras y coloración roja y es de excelente crecimiento.
Propósito: Alta producción de carne. Se utiliza en los programas de cruzamiento como verraco paterno terminal en las unidades comerciales o como parte del cruce con la línea L35.

Tamaño: Alta talla y gran largo corporal, con fuertes patas y buenos aplomos. (Mederos et al 2014)

Características constructivas

La unidad se encuentra orientada noreste-suroeste, idónea para el aprovechamiento de la acción bactericida del sol. Las instalaciones del plantel están techadas con fibrocemento y zinc de caída doble y piso de hormigón.

Todas las naves cuentan con buena ventilación, pero no todas tienen cortina protectora para los embates del tiempo. En cada una hay una oficina donde radican los técnicos y obreros que se encargan de la misma.

El plantel cuenta con agua permanente de río, que se almacena en tanque elevado mediante el cual el agua llega por el sistema de tetinas que funciona en todas las áreas.

Características técnicas productivas

El sistema de crianza empleado es por semanas tecnológicas donde se aplica el principio "Todo lleno Todo vacío", lo que viabiliza de forma organizada el trabajo en los centros de producción porcina.

El área productiva consta de cuatro áreas y 16 naves activas, de ellas seis pertenecen al área de maternidad, ocho al área de fecundación, una al área de sementales y una al área de crecimiento (cerditos al destete). Cada área se encuentra permanentemente encalada y con sistema de limpieza diario con agua en manguera a presión.

Estructura del rebaño

Categoría	Real/ Septiembre 2020
Reproductoras	1033
Verracos	75
Atas de más de 7 meses	46
Crías	1748

Pre-cebas	1062
Cebas	0
Atos	0
Desecho mayor	23
Total	4033

Aspectos organizativos

La organización del trabajo y la producción se realiza en tres áreas:

I.   Área de fecundación – gestación

II.   Área de maternidad

III. Área de pre ceba

Según Quiles & Hevia, (2003), el alojamiento y el respeto el espacio vital resultan elementos indispensables en la obtención de una buena paridad.

Área de fecundación – gestación

En esta área se alojan las reproductoras cubiertas, las cerdas vacías, los verracos sementales y celadores y las atas y atos aptos para el rebaño.

Verracos

Según el Manual de crianza porcina, los verracos se alojan en cubículos individuales. La cantidad de sementales parte de la cantidad de reproductoras a razón de 1 verraco para 17 reproductoras en caso de monta natural.

Consta de una nave con 84 corrales. Con 75 cubículos habilitados a un espacio de superficie de 7 x 9 m². Frente de comedero 0,50 cm y altura de tetina de 90 cm. Con muros de ladrillo y cabilla y piso de hormigón. A razón de un verraco por corral.

Cerdas vacías y cubiertas

Estas dos categorías se encuentran frente a la nave de los verracos para aumentar la estimulación al celo.

Las reproductoras luego de destetadas pasan a vacías y se cubren en el primer celo post -destete. De aquí pasan a la categoría de cubiertas, donde se encuentran 32 días hasta la confirmación de la gestación.

Esta área con ocho naves de reproducción con 28 cubículos colectivos cada una donde se encuentran alojadas las cerdas al destete o vacías a razón de ocho a diez cerdas por cubículo y las cerdas cubiertas a razón de cuatro a seis cerdas por cubículo.

Los cubículos colectivos tienen espacio disponible de 2 m^2 por cerda, a razón de seis cerdas por cubículo. Con tamaño de comedero de 40 cm x cerda y altura de tetina de 80 cm. Con pendiente del piso al 3%.

Cerdas gestantes

A los 32 días después de la confirmada la gestación, las cerdas gestantes pasan a pasan a las naves de gestación, donde son ubicadas según los grupos formados durante la semana de gestación. No existe uniformidad en la conformación de los grupos, los cubículos son colectivos en algunas secciones, no cumpliéndose en algunas secciones con un espacio vital de 2,5 m^2 y cuando las secciones lo permiten se alojan individualmente en cepos individuales en de 0,97 m de alto x 2,40 m de largo y 0,60 m de ancho. Con altura de tetina de 90 cm y pendiente al 1% (Manual). Allí permanecen un periodo de 110 días para luego pasar a maternidad.

Área de maternidad

En esta área se encuentra las reproductoras pre parto, las reproductoras paridas o lactantes y lechones en amamantamiento.

El periodo utilizado en este sector es:

1 semana pre parto

3 semanas de parto hasta el destete

1 semana de vaciado sanitario

Cerdas lactantes

Cada reproductora dispone de un cubículo para realizar el parto y la lactancia.

Consta de seis naves de maternidad habilitadas con boxer o cunas de tecnología moderna tipo Flat Deck. Cada cubículo de maternidad tiene un espacio vital de 1,60 m x 2,40 m, con pendiente de piso al 0%. Bebedero para crías a 5 cm del piso y comedero a primera edad fijado a la rejilla.

La nave tiene tres pasillos de circulación en el que la reproductora entra por detrás y sale por delante. Tiene buena ventilación y cuenta con cortinas protectoras contra las inclemencias del tiempo.

Área de crecimiento

En esta área permanecen los cerdos durante una semana desde los 26 días de nacidos, que es la edad en la que son destetados en esta unidad.

El sistema de alojamiento es de Flat Deck con patas de barra sobre acero a 40 cm del piso. Estos son ubicados a razón de 15 a 18 cerditos por corral. Debemos señalar hacinamiento ya que estos corrales poseen un área de 6 m^2, y el espacio vital para esta categoría es de 44 cm^2/animal, por lo que tienen una capacidad para 14 animales, están alojados de 15-18 animales (Alonso, 2004).

Se suministra el pienso ad líbitum en comedero tolva en división lateral con espacio vital de 18 cm de frente de comodero y altura de tetina de 35 cm aproximados del piso.

Alimentación

Garantizar la alimentación es un requisito indispensable a la hora de implementar la cría y producción porcina.

Suministro de pienso por categoría

Categoría	Consumo kg de pienso/día	Tipo de pienso
Vacías	4.0 kg /día	Inicio nacional
Cubiertas	2.2 kg /día	Inicio nacional
Gestantes	2.5 kg hasta las 8 semanas 3.0 kg último tercio de la gestación 2.0 kg compartida en preparto, en dos sesiones diarias	Inicio nacional

Lactantes	El primer día de paridas no se les alimenta. Luego se le aumenta gradualmente 1 kg diario durante una semana hasta llegar a 6 kg y se le adiciona 0.05 kg por cría. Esta dieta previene la Mastitis-Metritis-Aláctea (MMA)	Inicio nacional
Crías	0.06 kg /día	pre-inicio importado a partir del 7mo día
Pre- ceba	ad libitum	Inicio nacional
Verracos	3 kg /día	Inicio nacional

Según (Collell 2011), la Ganancia Media Diaria (GMD): se utiliza para medir la velocidad de crecimiento y depende básicamente de la cantidad de pienso que ingieran los animales y de la capacidad de transformar este alimento ingerido en masa corporal. Habitualmente se expresa en gramos. La manera de calcularla es la siguiente:

$$\frac{\text{peso final} - \text{peso inicial (en gramos)}}{\text{días de diferencia entre los dos pesos}}$$

6.4 kg (peso de cría al destete) = 6400 g

8.5 kg (peso de pre ceba venta) = 8500 g

$$GMD = \frac{8500\ g - 6400\ g}{7\ \text{días}} = 300\ g$$

GDM= 300 g

Movimiento de animales

Traslado de animales		Día de la semana
Cerda cubierta en gestación		Viernes
Cerda gestante a maternidad		Sábado
Destete	Cerdas al área de vacías	Jueves

	Crías al área de pre ceba	Jueves
Crías destetadas al área de pre ceba		Jueves
Selección de (atas) y traslado a fecundación		Miércoles
Salida de cerditos en pre ceba por venta		Según programación

3.2 Reproducción

El control de la reproducción se efectúa por los indicadores reproductivos, la relación M/H 1/13.

A los sementales se les recortan los pelos prepuciales y se les realiza los lavados prepuciales con solución de lugol dos veces al mes y la aplicación de sebacil.

Las reproductoras vacías deben recibir una alimentación balanceada para aumentar su condición corporal y presentar el celo.

A los sementales no se les realiza Andrología ni espermiograma. Esta deficiencia es muy importante porque puede afectar varios indicadores, como efectividad de la monta y la cría por parto lo que trae consigo considerables pérdidas económicas.

Manejo del celo y de la monta

Se identifican a las hembras vacías, primerizas, así como las hembras que no quedaron preñadas.

Se identifica en las hembras las características de la presencia del celo, mediante verracos celadores, luego se lleva a la hembra en celo al corral del verraco reproductor donde se confirma receptividad de la hembra, monta y eyaculado del macho. Se llena la carta técnica.

Manejo de la gestación

Se confirma la preñez de la hembra por la ausencia del celo y se pasar al corral de gestación y se determina la fecha de parto. Se llena la carta técnica.

Manejo del parto

El maternista alista el material y equipo necesario para atender el parto, caja con zeolita para secado de lechones, lavado y desinfectado de corral y ayudar a los lechones a que lleguen a la mama a consumir sus calostros.

Manejo de lechones

Realizar el curado del ombligo, descolmillado y aplicación de hierro intramuscular. En esta unidad no se pesan los lechones.

Manejo del destete:

A los 26 días de nacidos se establecen lotes con las camadas destetadas, y se trasladan al área de pre ceba donde se vacunan contra la PPC.

Indicadores bio productivos de la unidad

Carta Tecnológica / septiembre 2020

Indicadores	Mes			Acumulado	
	UM	Plan	Real	Plan	Real
Cubriciones	U	242	242	2176	2129
Partos	U	203	207	1805	1914
Nacimientos	U	2071	1984	18413	19420
Crías /parto	U	10.20	9.58	10.20	10.15
Efectividad económica	%	84.0	88.09	84.0	86.76
Partos /cerdas (2.22)	U	0.185	0.188	1.665	1.734
Productividad numérica h/dest.	U	1.68	1.61	15.1	15.48
Crías destetadas	U	1843	1807	16361	16779
Peso de cría al necer	Kg	1.3	1.2		
Peso de cría al destete	Kg	6.5	6.4	6.5	6.5
Edad de cría al destete	Días	26	26	26	26
Intervalo destete-cubrición	Días		9.8		9.8
Peso pre ceba (venta)	kg	8.5	8.5		
Atas incorporadas	U		25		271
Puercas desechadas	U	38	52	304	404
Sementales desechados	U		1		28

Viabilidad / septiembre 2020

		Plan	Real
Muerte de crías	Cbz	220	210
	%	11	10.5
Pérdidas pre ceba	Cbz	61	1157
	%	3	56.9
Muertes de cerdas	Cbz	2	3
Muerte de verracos	Cbz	-	-
Muertes totales	Cbz	297	1372
Viabilidad general	%	86.3	25.5

Causas de desechos en reproductoras:

- Alta pariedad
- Problemas pódales
- Complejo mastitis, metritis, agalactia
- Repetición de más de tres celos
- Más de 30 días de vacías

Causas de desecho en los sementales:

- Animales muy viejos
- Problemas pódales
- Poco líbido sexual

3.3 Clínica

Los cerdos jóvenes son atacados con frecuencia por diferentes organismos que pueden causar alteraciones gastrointestinales, tales como son Escherichia coli, Clostridium, Salmonella, algunos hongos y otros de origen viral, causantes de diarreas. Estos afectan la salud y la eficiencia de la crianza (Marteau, et al 2001).

Diariamente se revisa la masa inspeccionando la misma desde fuera del cubículo y sobre todo a la hora de la alimentación, para notar cualquier cambio de comportamiento de los animales en este momento. De esa forma son diagnosticadas la gran mayoría de las enfermedades más frecuentes en las crías intensivas de cerdos.

En la unidad son diagnosticadas muchas de estas enfermedades por los síntomas que estas presentan, dentro de estas enfermedades tenemos:

Reproducción	Problemas podales
Maternidad	Complejo mastitis, metritis, agalactia (MMA) Problemas podales
En crías	Colibacilosis Aplastamiento
Pre ceba	Colienterotoxemia Disentería Neumonía Paraqueratosis cutánea

Colibacilosis: Se presenta de una forma enterotoxémica que es causada por una cepa de Eschericha coli que producen dos tipos de endotoxinas después de la adhesión del bacilo a las células epiteliales de las vellosidades en el intestino delgado de los cerdos susceptibles las enteró toxinas penetran la membrana celular y estimulan los sistemas enzimáticos trayendo consigo trastornos en la absorción e hipersecreción de fluido del intestino. El fluido es isotónico alcalino y rico en electrolitos la absorción neta normal se convierte en secreción neta y causa la diarrea, deshidratación y muerte (Otto et al., 2000 & Chamizo ,2004)

Tratamiento: En las crías se administran: Gentamicina 40mg

        Dosis. 1-5ml /animal joven/día. IM

Hidratación parenteral con dextrosa, glucosa o cloruro de sodio con complejo vitamínico.

Neumonías: La neumonía o neumonitis; síndrome respiratorio e inflamación de los pulmones se produce cuando los mecanismos defensivos del aparato respiratorio se alteran, o bien cuando la capacidad protectora de los sistemas defensivos resulta sobrepasada por la presencia de un gran número de microbios especialmente virulentos. La puerta de entrada resulta ser la vía erógena por aspiración o inhalación. Al principio la temperatura es moderadamente alta, asciende a más de 40 grados °C hay tos, respiración difícil y acelerada, flujo nasal abundante, el pulso esta aumentado y trastornos del estado general y anorexia.

El tratamiento de estas requiere necesariamente la aplicación de medidas higiénico-sanitaria-ambientales, así como el aislamiento de los animales sano de los enfermos, así como el tratamiento sintomático y de sostén (Cuesta et al., 2007).

Tratamiento: (Penicilina-G) 22000 UI/kg PC, cada 12 horas IM.

Vitaminas del Complejo B + (B12). IM 1mL/días alternos

Disentería: Es una enfermedad contagiosa caracterizada por diarrea mucosanguinolenta e inflamación grave en el intestino grueso está afectando a los cerdos entre 8 y 12 semanas de edad. Al comienzo presenta diarreas agudas fiebre alta y anorexia al disminuir la temperatura comienzan las diarreas de color amarillas al principio que después se tiñen de sangre, más tarde los animales se presentan deprimidos con flancos hundidos y con una marcada deshidratación.

Lesiones: Aparece enteritis que afecta el colon y las partes bajas del intestino delgado se observa edema en las paredes intestinales hay gran cantidad de exudado mucoso en la porción íleo-cecal es donde más se observan las lesiones de toda la porción de intestino (Chamizo, 2004).

Tratamiento: Metronidazol 0.5 % IM Dosis: 12.5 mg/ Kg.

Eritromicina 11mg/Kg. de PV IM. Por 5 días

Paraqueratosis cutánea: Según el Manual Merck, la paraqueratosis cutánea es una afección caracterizada por queratinización excesiva de la epidermis con formación de escamas corneas y fisuras que generalmente cursa sin prurito (picazón) y suele estar asociada a:

- Déficit de zinc.
- Exceso de calcio u otros agentes quelantes.
- Mala absorción.
- La presencia de micotoxinas potencian la severidad del cuadro.

Tratamiento: Corregir la alimentación, muy especialmente controlar los niveles de calcio y zinc, supervisando su relación; en este caso lo normal es de 100-125/L. Evitar lesiones o irritaciones sobre la piel, por lo que conviene colocar cama y proteger las paredes. Administración de sulfato de zinc en el pienso a razón de 0.5 g/animal.

En la unidad se procede a usar el Sulfato de zinc como complemento ligado con aflecho en dosis de 60g en animales mayores y 5g en animales menores.

Complejo MMA: Es una enfermedad que afecta fundamentalmente a las reproductoras lactantes donde se afecta la ubre, el útero y hay suspensión de la producción láctea, esto trae consigo muchas veces muerte de las crías por no ingestión de leche y de la madre por inapetencia, fiebre y por las infecciones (Cintora, 2004).

Tratamiento: se utilizan lavados intrauterinos con varillas de inseminación, con lugol al 2% y penicilina procainica

Esta enfermedad puede estar presentándose ya que en ocasiones no existen los productos necesarios para desinfectar la vulva y la ubre antes del parto, así como la ausencia de lavados del prepucio a los sementales antes de la monta.

Entre las principales causas de muerte que afectan a la unidad en crías se encuentran la colibacilosis y las neumonías. En cuanto a los sacrificios sanitarios debemos decir que estos son cerditos que nacen bajo de peso, padecen de algunas de estas patologías y aunque logran recuperarse se van quedando atrás afectando la uniformidad del rebaño y que a lo largo del ciclo productivos son los animales más susceptibles a enfermedades. Enero resulta ser el mes de mayor número de muertes sin embargo en ninguno de los casos la unidad sobrepasa el plan para esta categoría (12%).

3.4 Preventivo

En este centro se toman una serie de medidas contra epizoóticas tanto preventivas como recuperativas.

Medidas preventivas.

- Mantener activadas las cajuelas y piscina de desinfección.
- Evitar la entrada de personal ajeno a la unidad.
- Control estricto de la alimentación.
- Evitar factores estresantes a los animales.
- Control de los traslados, tanto internos como externos.
- Cuarentena de los animales trasladados a la unidad.

- Limpieza mecánica de las naves.
- Mantener en buenas condiciones la cerca perimetral.
- Chapea y desorillo de los alrededores.
- Correcta desactivación de las heces, desechos y cadáveres.
- Mantener el suministro de agua las 24 horas del día.
- Revisar diariamente el correcto funcionamiento de las tetinas.
- Chequeo frecuente de la tubería de desagüe.
- Limpieza y desinfección con Formol al 2% de todas las naves al terminar la matanza

Medidas recuperativas

- Separar los animales enfermos de los sanos.
- Limpieza y desinfección correcta de los cubículos para evitar la contaminación de los sanos.
- Aplicar tratamiento específico a los animales enfermos.
- Habilitación de bóxer independientes para mantener a los animales recuperados.
- Eliminación de los casos críticos.
- Correcta desactivación de los cadáveres, heces y desperdicios.
- Inspección clínica diaria de los animales enfermos.

Programa de inmunización profiláctica

El esquema nacional comprende básicamente tres tipos de vacunas de obligatorio cumplimiento: contra Cólera o Peste Porcina Clasica, Leptospira y Erisipela. En ninguno de los casos se vacuna a animales enfermos, parasitados o mal nutridos.

Cronograma de vacunación

Peste Porcina Clásica	Dosis de 2ml por animal vía intramuscular
	Esta vacunación se efectúa de la siguiente forma:
	• Crías – 26 días de nacidas y se repite a los 30 días de la primera.
	• Atos y Atas a los 6 meses.
	• Puercas al destete y Verracos cada 6 meses.
Erisipela	Dosis de 2ml por animal de 65 a 90 días de edad. La masa básica se inmuniza una vez al año.
Polivalente contra Leptospira	Se aplica a toda la masa básica cada 6 meses, en dosis de 5ml vía intramuscular.

Las vacunas de Encefalomiocarditis (EMC) y Auyeszky están sujetas a la situación epizootiológica del territorio o el convenio. La dosis es de 5ml, intramuscular, en las semanas 10 y 13 de gestación y los verracos cada 6 meses.

Ante la aparición de un foco, el esquema puede variar, previamente consulta al IMV-GRUPOR.

Medicina preventiva

Dextrana ferrosa: se aplican 200mg vía parenteral al tercer día de nacido.

Destacamos que en esta granja no se utiliza una aguja por animal, lo que es contraproducente con el manejo sanitario. Las jeringas deben ser esterilizadas y desechables o reutilizables después de esterilizarlas para evitar contagios de otros gérmenes.

Descolmille: Se realiza a las crías dentro de las 24 horas siguientes al parto. El trabajo realizado debe garantizar que los restos de colmillos no laceren las mamas de las madres, ni se dañen las encías de las crías.

Destacamos que no se aplica ningún antiséptico en las encías para evitar futuras complicaciones.

Castración: Se realiza al tercer día de nacidos junto a la aplicación de Dextrana para evitar mayor estrés.

Al realizarse se tienen en cuenta la incisión longitudinal en cada testículo, pero no se lleva a cabo el previo lavado ni la desinfección local y se utiliza la misma hoja de bisturí para toda la masa de cría a castrar, además de no utilizarse anestesia. La castración quirúrgica sin anestesia o analgesia se considera un procedimiento doloroso y estresante.

Lucha antiparasitaria

Los parásitos dañan la salud del cerdo por su participación en trastornos digestivos, hepáticos, respiratorios y renales que repercuten en decomisos de órganos, disminución de la conversión alimentaria, la ganancia de peso y el rendimiento productivo. (Mederos et al 2014)

Para el control de parásitos internos se realiza investigaciones coprológicas trimestrales.

Los tratamientos antiparasitarios se aplican cuando los resultados de los análisis coprológicos dictaminen una incidencia parasitaria moderada (500 huevos/gramo)

Se aplicará labiomec a razón de 0.15 ml/5kg de peso corporal.

La lucha contra ectoparásitos constituye un medio preventivo al practicarse sistemáticamente. La recomendación para el control es efectuar baños de Bovitraz con una dosificación de 2ml/L de agua.

Saneamiento ambiental

Una forma conocida por todos de evitar la penetración de enfermedades es la aplicación de las medidas de saneamiento ambiental que incluye la desinfección, desratización, desactivación de cadáveres, desinsectación, tratamiento de líquidos residuales y otros (Anónimo, 2005)

La desinfección designa la aplicación después de una limpieza completa, de procedimientos destinados a destruir los agentes infecciosos o parasitarios, responsable de enfermedades animales, incluidas la Zoonosis; se aplica a los locales, vehículos y objetos diversos que pueden haber sido contaminados directa o indirectamente (OIE, 2001).

Desinfecciones tecnológicas

Área	Desinfección	Encalado
Vacías	Martes	Miércoles
Cubiertas	Viernes	Sábado
Gestantes	Miércoles	Jueves
Maternidad	Viernes	Sábado
Pre ceba	Martes	Miércoles
Lechonas	Viernes	Sábado
Sementales	Viernes	Sábado
Atas	Viernes	Sábado

Desinfección: Las desinfecciones en la unidad están programadas cuando los animales pasan de una sección a otra. En el caso de las reproductoras se llevan a cabo cuando pasan de cubierta a gestante y cuando pasan del área de reproducción a la de maternidad, los bóxeres se quedan vacíos y este es el momento óptimo para proceder a la técnica de desinfección

Para ello primero se realiza una limpieza mecánica con agua a presión, cal y posteriormente se aplica con una mochila sobre todas las superficies secas CID 20. Dosis: 2.5ml /L y 1L /3m cuadrados.

Desactivación de cadáveres: Los cadáveres en la unidad son depositados en una fosa séptica para su posterior descomposición. En ocasiones los dos tanques que existen en la unidad no son suficientes para adsorber el nivel de muertes de la unidad.

Desratización: En la unidad se llevan a cabo periódicamente, aunque no con la efectividad esperada. Esta acción se lleva a cabo utilizando Biorat, el mismo se aplica con una dosis de 150g/ porta cebo, en la unidad se realiza de acuerdo a las posibilidades de obtención del producto.

La desinsectación: Se realiza con cipermetrina mensualmente.

Líquidos residuales: En relación a la disposición de líquidos residuales estos se vierten a la laguna de oxidación de la cual dispone la unidad.

El suministro de agua: es a partir de un pozo ubicado dentro de la granja en una parte de la instalación y la otra recibe el agua que se bombea de un río, del cual se extrae a través de una turbina hacia los tanques y de ahí se distribuye al resto de la unidad ya sea para animales como trabajadores.

Los resultados obtenidos en los análisis a las muestras del agua evidencian una calidad sanitaria inadecuada para los indicadores microbiológicos.

Procedimientos para evaluar la bioseguridad en las unidades porcinas (Resolución 9/2008.Las medidas de bioprotección se agrupan en 6 sistemas, los cuales son evaluados cualitativamente y cuantitativamente y de acuerdo a la puntuación final se clasifican las granjas en:

- Protegida (riesgo mínimo). Con 95 puntos o más y ningún sistema evaluado de mal.

- No protegida (riesgo incrementado). Menos de 95 puntos o algún sistema evaluado de mal.

Evaluación general de la bioseguridad.

PROCEDIMIENTO PARA LA EVALUACION DE LA BIOSEGURIDAD INSTALACIONES PORCINAS SEGÚN RESOLUCIÓN No 9			
UEB Cría Salamina II			
1- CARACTERIZACION Y AISLAMIENTO DE LA UNIDAD		**38**	**36**
1.1	Ubicación de la Unidad, caracterización de las barreras naturales, objetivos con riesgo biológicos y sus vínculos	2	2
1.2	Existe cerca perimetral íntegra que garantice la no entrada de animales y chapeadas a ambos lados	3	3
1.3	Se mantiene una sola puerta de entrada con vigilancia permanente y dotadas de medios de desinfección para el calzado del personal y para los vehículos con control de	3	3

	visitantes		
1.4	Existen los señalamientos de prohibición de entrada y la delimitación entre el área productiva, socio-administrativa, de cuarentena, comedor y almacenes	3	3
1.5	Está actualizada la situación sanitaria del cordón sanitario externo	2	2
1.6	Existe el censo actualizado de tenencia de animales de los trabajadores del centro y su situación sanitaria	2	2
1.7	El personal que presta servicio en la zona productiva solo tiene acceso a esta a través del filtro sanitario	3	3
1.8	El filtro sanitario mantiene un adecuado funcionamiento en el que existe cambio de ropa y calzado, utilizándose solamente la establecido para el uso interno de la Unidad	3	2
1.9	Se realiza el baño a la entrada y salida del filtro	2	1
1.10	Existe delimitación del área sucia y limpia en el filtro	2	2
1.11	Existe el lavado controlado y desinfección de la ropa y calzado en la propia Unidad	3	3
1.12	Existe embarcadero de animales delimitado y con control higiénico sanitario de su uso.	2	2
1.13	Se realizan los traslados aplicando las medidas de carácter zootécnico contra epizoóticos y regulaciones del IMV y MINAGRI para estos efectos.	3	3
1.14	Se aplican las medidas de cuarentenas para los animales de nuevo ingreso (Principio todo lleno, todo vacío), no existen vínculos con áreas productivas, detención de animales con tiempo mínimo de 30 días, inspección veterinaria diaria y su control, activación de los dispositivos de desinfección	3	3
1.15	No presencia de animales ajenos al propósito y si los hay estos cumplen las disposiciones vigentes.	2	2
2- VIGILANCIA EPIZOTIOOLOGICA		12	12

2.1	Se mantiene el control de los animales enfermos detectados en las inspecciones clínicas diarias	1	1
2.2	Se cumplen las Investigaciones establecidas por el IMV.	1	1
2.3	Se cumple con el nivel diagnóstico (Control de envíos y autopsias según plan establecido por el IMV).	2	2
2.4	Existe control de los resultados del diagnóstico del laboratorio y los planes de medidas según corresponde en cada caso	2	2
2.5	Existe control y análisis de la localidad, morbilidad y mortalidad por causas.	2	2
2.6	Se cumple con el reporte de casos como se establece en el SIVE	2	2
2.7	Se cumple los programas de lucha y control de las principales enfermedades infecciosas del cerdo.	2	2
3- CALIDAD DEL AMBIENTE DE LA UNIDAD		**24**	**22**
3.1	Existen las instalaciones necesaria y su estado constructivo es bueno para el confort de los animales	2	1
3.2	Se dispone de equipos y medios de crianza necesarios según las exigencias y con la correcta higienizaciones de los mismo	2	2
3.3	Se mantiene una adecuada limpieza de las instalaciones, calles, entrecalles y áreas de trabajo	1	1
3.4	Se garantiza la higienización de la red hidráulica, los depósitos de agua y alimentos.	2	2
3.5	Se cumple con el programa de desinfección profiláctica con control técnico profesional del proceso y actas al efecto.	3	3
3.6	Se cumple con el plan de desinfección previsto en casos de foco con los medios y recursos establecidos por el IMV, según programas de lucha y normas al efecto.	2	2
3.7	Se cumple el principio zoosanitario de todo dentro, todo fuera.	2	2

3.8	Existe áreas de crematorio cercada, adecuadamente situada y protegida contra aves de rapiña o animales, con cajuela de desinfección activadas y funcionando con un correcto control sanitario y adecuada cremación en los casos de recogida de cadáveres para procesamiento, adecuado control sanitario y cumplimiento de lo establecido por el IMV.	2	2
3.9	Existe en local o área específica y se utiliza adecuadamente para realizar las autopsias	2	2
3.10	Se cumple lo establecido por el IMV para el control de ratas, insectos y otros vectores con planes de medidas y croquis al respecto	2	2
3.11	Existe control, conservación y uso adecuado de los productos y medios para el saneamiento	1	1
3.12	Se mantiene activado correctamente los dispositivos de desinfección de las naves.	1	1
3.13	Existen medidas para evitar el exceso de humedad y corrientes de aire sobre todo en áreas de maternidad y precebas.	2	1
4- ALIMENTACION Y SUMINISTRO DE AGUA		**10**	**8**
4.1	Se dispone de personal especializado y estable para garantizar las buenas prácticas de producción.	1	1
4.2	Se dispone en cantidad y calidad de agua potable para el consumo animal según sus requerimientos.	1	0
4.3	Se dispone alimento en calidad, diversidad de surtido y calidad de forma estable según requerimientos al menos en el 70 % para el trimestre anterior a la fecha de inspección	2	1
4.4	Existe control de origen y formulación de los alimento y en especial de los que están medicados.	1	1
4.5	Existe control de las investigaciones de alimento y agua, así como las medidas según corresponda en cada caso	2	2

4.6	Se cumplen las normas de almacenamiento para el alimento y su rotación	1	1
4.7	Se controlan y se registran las incidencias diarias	1	1
4.8	Existe adecuado control de los cambios de alimentación, evitando cambios bruscos y controlando los bloques y tipo de surtido por fecha de entrada.	1	1
5- PROFILAXIS ESPECIFICAS		8	7
5.1	Existe control, adecuada conservación y uso de los productos biológicos y farmacéuticos.	1	1
5.2	Se Cumplen los esquemas de vacunación establecido por el IMV según situación epizootiología.	1	1
5.3	Existe Vacuna de Cólera Porcino y cobertura para el cumplimiento de los programas de vacunación establecido por el IMV	2	2
5.3	Se controlan las actas de vacunación	2	2
5.4	Se aplican los principios de asepsia y antisepsia	1	0
5.5	Se controlan y evalúan los resultados de los tratamientos	1	1
6- EVALUACION Y PROTECCION DEL AMBIENTE		8	8
6.1	Existe adecuado tratamiento de los residuales orgánicos con un sistema que garantice la protección del ambiente	2	2
6.2	Existe un adecuado sistema de conducción de los residuales sólidos y líquidos hasta el sistema de tratamientos de residuales.	2	2
6.3	Existe correcta disposición de todos los residuos y desperdicios orgánico, resto de cama, frascos vacíos y otras posibles fuentes de agentes etiológicos.	2	2
6.4	Existe control de la documentación y tiene las actas de evaluaciones con cumplimiento de los señalamientos y planes de medidas.	2	2

Resumen de la Evaluación de Bioseguridad

Aspectos a evaluar.	Puntuación máxima.	Puntuación obtenida.
Caracterización y aislamiento de la unidad	38	36
Vigilancia Epizootiológica	12	12
Calidad del medio ambiente de la unidad	24	22
Alimentación y suministro de agua	10	8
Profilaxis específica	8	7
Evaluación y protección del ambiente	8	8
Total	**100**	**93**

Como se observa en la unidad no se cumple con la puntuación de la caracterización y aislamiento de la unidad ya que el personal no cumple con el baño antes de pasar al área limpia, lo que puede traer consigo la introducción de cualquier patología a pesar de que la ropa de trabajo se lave diariamente.

También encontramos deficiencias en la calidad del ambiente de la unidad, ya que estado constructivo es bueno de las instalaciones se encuentra depauperado en algunas naves y en el área de maternidad las cortinas para los embates del viento y la lluvia se encuentran en malas condiciones, todo lo cual atenta el confort de los animales.

En cuanto a la alimentación y suministro de agua debemos señalar que a pesar de que la unidad cuenta con una disponibilidad de agua las 24 horas, los resultados obtenidos en los análisis a las muestras del agua evidencian una calidad sanitaria inadecuada para los indicadores microbiológicos. Además de que solamente se le está suministrando a la masa pre ceba pienso de inicio nacional, el cual está llegando con deficiencia de zinc causando trastornos digestivos y dermatológicos.

Se evidencia dificultad también en el aspecto de asepsia y antisepsia ya que no se utilizan compuestos químicos destinados a inhibir o destruir microorganismos de piel o tejidos antes de una intervención quirúrgica como el capado de los lechones.

Principales Brechas Sanitarias:

- El filtro no cuenta con las condiciones de ropa, calzado y sus cajuelas de entrada no están activadas.

- Las Atas recibidas desde el multiplicador no son investigadas para Brucellas.

- Afectación de los medios para evitar los excesos de humedad y corrientes de aires (mantas protectoras)

- No hay existencia de una enfermería por lo que los animales enfermos no son separados de los demás animales para ser tratados y observados hasta su recuperación.

Conclusiones

- Existen deficiencias en la activación de las cajuelas de desinfección de las naves y los filtros sanitarios.

- No se cuenta con los medicamentos de elección o específicos para el tratamiento y profilaxis de las enfermedades.

- Se cumple con el plan de envíos al laboratorio.

- Existen problemas con la alimentación, dados por la inestabilidad de los piensos y déficit de minerales en los mismos.

- Los pisos de la unidad están en malas condiciones, provocando afectaciones podales en los animales.

- Las medidas de bioseguridad y bio protección se cumplen en cierta medida, existiendo algunos problemas, que pueden constituir una puerta de entrada a cualquier agente infeccioso.

- Se cumplen todos los esquemas de vacunaciones establecidos.

- Las condiciones microbiológicas del agua son malas.

Recomendaciones

- Disminuir los factores predisponentes a la presentación de las enfermedades.
- Trabajar más intensamente en el saneamiento del medio ambiente de la unidad.
- Lograr un cumplimiento estricto de las medidas de bioseguridad.
- Establecer medidas de higienización del agua.
- Crear un área forrajera para el consumo de los anímales.
- Reparar los pisos y comederos que se encuentren en mal estado.

Bibliografía

1- Alonso, J. M. Cama, J. Rodríguez, 2004. El cerdo, La Habana

2- Cerdos (página 2) Monografias.com > Agricultura y Ganadería, Ángel Leal, González Julio, Llovera Yunny 23/02/2010 http://www.voyagesphotosmanu.com/cerdo.html 23/02/2010)

3- EN EL DESARROLLO DE LA PORCICULTURA CUBANA, J. Heredia1, Marisol Muñiz2, O. López2 y J. Ly, Grupo Empresarial Porcino, Ministerio de la Agricultura Conill y Avenida de la Independencia, CP 10600, La Habana, Cuba. Instituto de investigaciones Porcinas Gaveta Postal No. 1, Punta Brava, La Habana, Cuba) .

4- Jorgelina Giménez, Analista de Alimentos. Santa Fé, Argentina , La alimentación de los cerdos) (10/10/2011,

5- LA CRÍA INTENSIVA DE ANIMALES Heather Pickett, CIWF Trust, 2004)

6-(ETOLOGÍA, MANEJO FÍSICO Y ALTERNATIVAS TERAPÉUTICAS EN CERDOS, Dionisio García Carrasco, Editorial ACD, México: ACD, Noviembre 2002, 170 p.; 19 cm. ISBN: 968-5354-39-1).

7-(M.G. Marchesi, F. Cesarini. Effect of nutrition on boar semen quality. IPVS 2012.) 8-

8-Efecto de la nutrición en la calidad del semen porcino 20-jul-2012).

(Manual de Buenas Prácticas de Producción en Granjas Porcícolas, A. Pinelli , et al.. 2004 por el Centro de Investigación en Alimentación y Desarrollo, A.C. Unidad de Hermosillo del CIAD, A.C. y el Servicio Nacional de Sanidad, Inocuidad y Calidad Agroalimentaria, SAGARPA. Mexicanos)

9=Alonso, S.; Cama, G. & Rodríguez, G. (2004). El cerdo. Edit. Félix Varela. La Habana. Pp 313.

10=Mederos, C.M. et al Porcicultura cubana. Manejo nutricional y reproductivo. Editoria Asociación cubana de producción animal, 2014. pp125

11-A. Sánchez, 2011, Evaluación de la condición corporal y su influencia sobre indicadores reproductivos en cerdas, Instituto de ciencia Animal, Cienfuegos)

12-Ángel Leal, González Julio, Llovera Yunny 23/02/2010, http://www.voyagesphotosmanu.com/cerdo.html 23/02/2010, Monografias.com > Agricultura y Ganadería, Cerdos)

13-Anónimo, (2005). Programa de Saneamiento Ambiental. Disponible en URL: http://www.oas.org/dsd/publications/Unit/oea30s/ch062.htm.

14-Chamizo, E.G. (2004). Patología orgánica y enfermedades de los animales domésticos. editorial. Félix Varela. La Habana pp. 13; 12; 24-28; 35.

15-CIENCIA VETERINARIA 8-1998 187 PRINCIPALES FACTORES QUE AFECTAN LA REPRODUCCIÓN EN EL CERDO ROBERTO G. MARTINEZ GAMBA Departamento de Producción Animal: Cerdos Facultad de Medicina Veterinaria y Zootecnia Universidad Nacional Autónoma de México Ciudad Universitaria, 04510, México, D.F.),

16Cintora, I. (2004). Reproducción porcina en porcicultura. Disponible en http://www.engormix.c .

17-Collell, Miguel. (2011). Manejo en cebo - Parámetros a controlar. Disponible en: https://www.3tres3.com/articulos/manejo-en-cebo-parametros-a-controlar-en-cebo_4401/.

18-Corzo, J.; García, B.; Silva, L.; Pérez, J.T. (2004). Zootecnia general. Un enfoque ecológico.Segunda edición pp VII.

19-Cuesta, M. y Montejo, E., (2007). Medicina Interna Veterinaria I. Edit.Félix Varela, La Habana, Cuba. Pp 236-244.

20-Delgado, A. 2003. Comportamiento reproductivo en cerdas Yorkshire x Landrace; influencias del número de partos y la época del año sobre algunos índices, Universidad de Camagüey, Camagüey, pp

21-FAO, 2002. Agricultura mundial: hacia los años 2015/2030. Food and Agriculture Organization (FAO). Roma, versión electrónica disponible en el sitio: htp://www.fao.org/docrep/fao/004/y3557.

22-Fariñas, M.E. y Pérez, A. 2008. Implementación del sistema de capacitación y extensión en pequeños y medianos productores. In: Seminario Internacional de Porcicultura Tropical. La Habana, versión electrónica disponible en disco compacto ISBN 978 959 282 075 3.

23-Figueroa Vilda, (2001) Figueroa Vilda. (2001). Producción porcina con cultivos tropicales y reciclaje de nutrientes. Editorial Academia. La Habana. Cuba. pp. 165 – 167.

24-Leman, (1995) Leman, A. (1995). Swine Conference. Published by: Veterinarian Outreach Programs. University of Minnesota.

25-Manual de crianza porcina. Ministerio de la agricultura, instituto de investigaciones porcinas, Manual de Crianza Porcina. Julio 2001.

26-MANUAL DE CRIANZA PORCINA. MINISTERIO DE LA AGRICULTURA, INSTITUTO DE INVESTIGACIONES PORCINAS, Manual de Crianza Porcina. Julio 2001, Este manual fue elaborado por un colectivo de investigadores del Instituto de Investigaciones Porcinas).

27-MANUAL DE PROCEDIMIENTOS TECNICOS PARA LA CRIANZA PORCINA Manual Merck de Veterinária - Sexta edición Océano/Centrum – Pág. 784 – 2007.

28-Marrero, Y. 2009. Caracterización de la producción porcina por convenios en el sector privado del municipio Baraguá. Tesis de Ingeniero Agrónomo. Universidad de Ciego de Ávila. Ciego de Avila, pp.

29-Marteau, P.; de Vrese, M.; Cellier, C.; Schrezenmeir, J. (2001) Protection from gastrointestinal desease with the use probiotics. Am.J.Clin.Nut; 73 (2Suppl) 43OS-6S.

30-MINAGRI, Grupo de Producción Porcina, 2008 Manual de procedimientos Porcino),

31-MINISTERIO DE LA AGRICULTURA, GRUPO DE PRODUCCION PORCINA, MANUAL DE PROCEDIMIENTOS TECNICOS PARA LA CRIANZA PORCINA. IIP, Instituto de Investigaciones Porcinas, Ediciones CIMA La Habana, 2008. Centro de Investigación para la Mejora Animal de la Ganadería Tropical (CIMAGT):

32-Muñoz, A. 1994. Aspectos generales y consideraciones específicas del diseño de explotaciones y manejo del efectivo animal. Memorias del III Congreso Nacional de Producción Porcina. Argentina.

33-OIE, 2001.Organización Mundial de Sanidad Animal. Febrero.

34-Ortiz y Flores, 1999 Ortiz, V. J; Flores, L. (1999). Reproducción, alimentación animal. "Bovinos y Porcinos". Santo Domingo de los Colorados. Ecuador. pp. 9 – 18.) .

35-Osvaldo López, et al MANUAL DE PROCEDIMIENTOS TECNICOS PARA LA CRIANZA PORCINA, 2008 GRUPO DE PRODUCCION PORCINA, Centro de Investigación para la Mejora Animal de la Ganadería Tropical (CIMAGT)

36-Otto, M.R; Clive, C.G. & Douglas, C.B. (2000). Veterinary Medicine. Elsevier's Health Sciences Rights. Philadelphia, USA. p: 716 – 719; 779 – 809; 891 – 909.

37-Pariamo, T.; et al. Manejo y producción de porcino, 2000, facultad de ciencia animal, UAB) (Manual de procedimientos técnicos para la crianza porcina, 2008, Instituto de Investigaciones porcinas. Cuba.

38-Pires, S.R., Mederos, C.M., Diéguez, F.J. y Sosa, R. 2007. Producción porcina a pequeña y mediana escala. Grupo de Producción Porcina. La Habana, versión electrónica disponible en disco compacto.

39-Quiles, A & Hevia, M. L. (2003). Influencia de la temperatura y la luz sobre el celo post-destete en la cerda. Universidad de Murcica..

40-Roberto F. Pires Soler, Carmen María Mederos Cuervo, Francisco J. Diéguez Pineda, Roberto Sosa. Producción porcina a pequeña y mediana escala, MINAG, cuba)

41-TRATAMIENTOS de DEYECCIONES PORCINAS, José Miguel Ciutad, Publicado en PORCI 2003, nº 79).

42-Vet.Méx v.39 n.4 México oct. /dic. 2008 Efecto del espacio disponible/tamaño de grupo sobre el balance de nutrimentos en cerdos en finalización*

43-Yanier Machado González, Efecto de la raza y la época de parto en el comportamiento de algunos indicadores productivos y reproductivos en cerdas domésticas, Centro Universitario de Las Tunas).

Contenido:

More
Books!

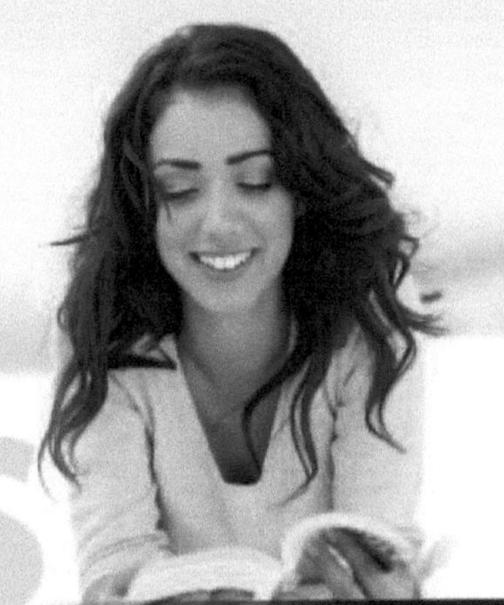

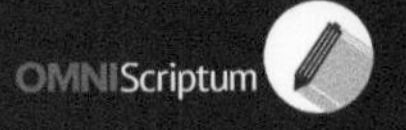

OMNIScriptum

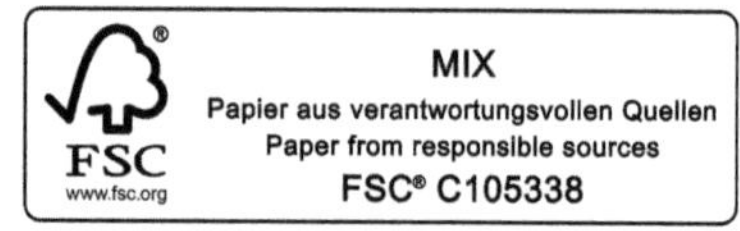

Printed by Books on Demand GmbH, Norderstedt / Germany